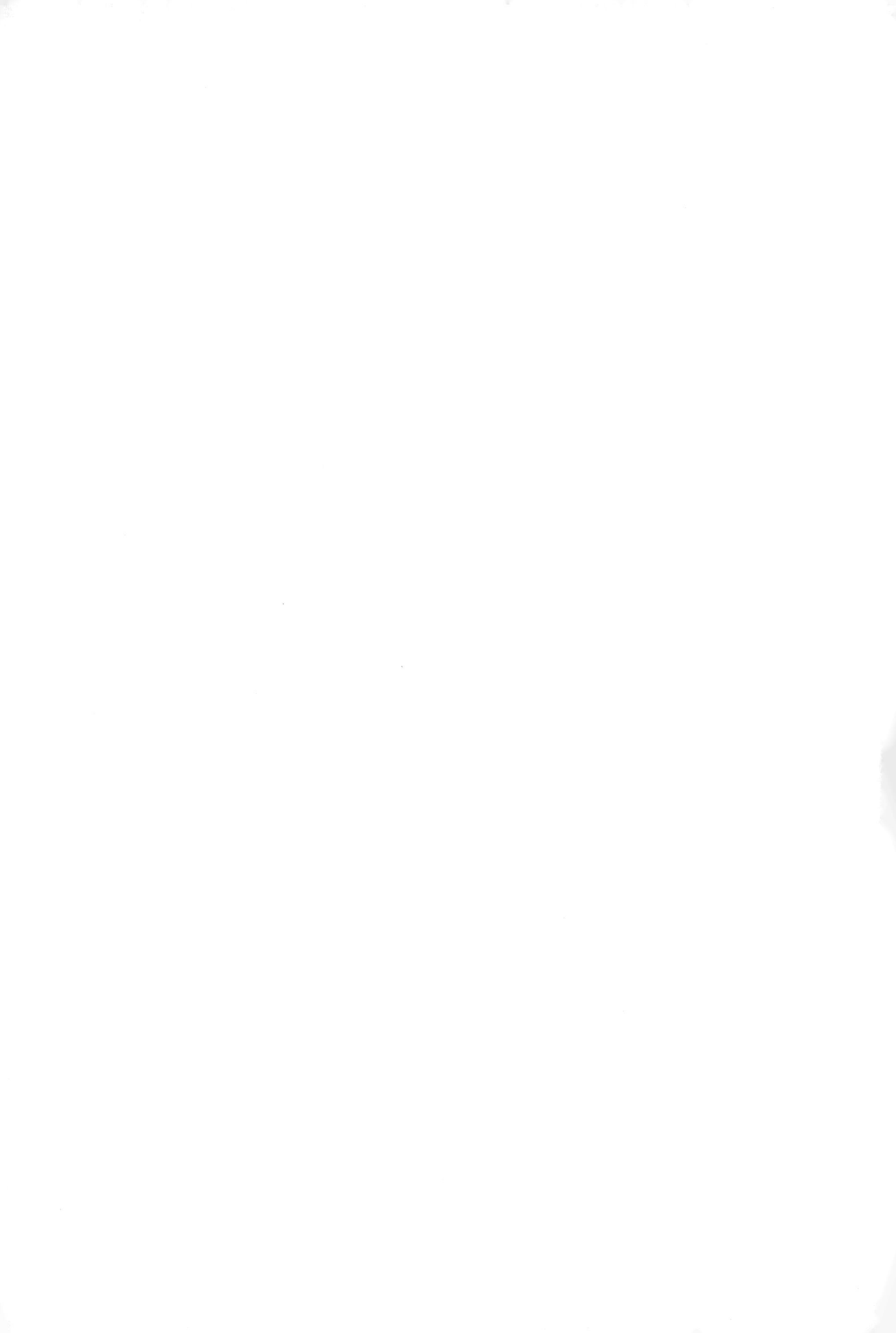

新基礎食品学実験書

滝田聖親
渡部俊弘
大石祐一
服部一夫 共著

三共出版

まえがき

　本書は，1988年に『栄養のための基礎化学実験教程』（三共出版）として発行されたものを，1993年の『基礎食品学実験書』，2002年の『基礎食品学実験書　第2版』の改訂を経て，『新基礎食品学実験書』となったものである。当初から，主に大学および短期大学の栄養，食品系において最初に出会う食品学実験用の教科書として編纂されたものである。

　『栄養のための基礎化学実験教程』は，限られた授業時間の中で，化学実験の初歩からはじめて，定性・定量分析まで実験できるようにビジュアル形式をとり，具体的に頭に描けるよう努めて作成された教科書である。1993年の『基礎食品学実験書』では，電子天秤や高速液体クロマトグラフィーなどの分析機器の進展により，従来方法より便利になった器具・機器の使用の実感ができるよう改訂された。2002年の改訂では，「四訂日本食品標準成分表」から「五訂日本食品標準成分表」（現在は，「五訂増補日本食品標準成分表」）への全面改訂に伴い，食物繊維の分析法などの変更を行った。

　今回は，『基礎食品学実験書　第2版』以来7年ぶりの改訂であり，用いられていた図を全面的に見直し，よりわかりやすくすることを大きな目的とした。さらに，肉類などに存在する微量糖分の測定法を新たに加えた。また，食品分析では，記載された方法に従って実験後，計算することが多い。そこで，化学の基本的な計算の例題を設け，本実験書で用いる計算に慣れてもらえるよう配慮した。

　最近，BSEや鳥インフルエンザなどの問題があり，食の安心・安全に関する，国民の関心がさらに高まっている。このような環境下において，食品分析の役割はさらに大きくなっている。本実験書では，食品成分等の量を算出する公式を多数掲載した。また，その公式の算出方法も，理解できるよう丁寧に記載した。よって，学生諸君には是非とも，その公式を覚えるのではなく，理解するよう努力していただきたく思う。また，1つ1つの実験手順，あるいは試薬は，理由があって用いられているものである。なぜ，必要なのかを一つ一つ理解して実験を行い，応用力をつけ，実際の現場で分析できる実力をつけていただきたい。

　今回改訂した本書が，日々進歩する食品成分分析の基礎の原理の理解に役立つことを切に希望している。さらに，今後も教育現場に即した使いやすいテキストとしていくよう，著者一同努力していく所存である。現場で利用している方々から，改善点等，今後もご指導，ご叱正していただければ幸いです。

　最後になりましたが，今回の改定に賛同し，改訂に関して快く快諾されご協力いただきました，三共出版株式会社の秀島功，飯野久子両氏に深謝いたします。

2007年4月

編著者一同

目　次

1　実験を始めるにあたって
- 1-1　実験の心得 …………………………………………………………… 1
- 1-2　実験に必要な基礎知識 ……………………………………………… 9

2　基本操作
- 2-1　器具類とその取り扱い方 …………………………………………… 13
- 2-2　天秤の種類とその秤量操作 ………………………………………… 29

3　定性分析と定量分析
- 3-1　分析を始めるにあたって …………………………………………… 31
- 3-2　定性分析 ……………………………………………………………… 31
- 3-3　定量分析 ……………………………………………………………… 31
  - 3-3-1　重量分析法 ……………………………………………………… 32
    - 結晶硫酸銅中の結晶水定量　33
  - 3-3-2　容量分析法 ……………………………………………………… 34
    - 強酸と強塩基の中和曲線　40
    - 弱酸と強塩基の中和曲線　40
    - 0.1N 塩酸溶液の作成と標定　41
    - 0.1N 水酸化ナトリウム溶液の作成と標定　44
    - 食酢中の酢酸の定量　46
    - 0.1N 過マンガン酸カリウム標準溶液の作成と標定　49
    - 硫酸第一鉄アンモニウム中の鉄の定量　51
    - 0.01M エチレンジアミン四酢酸二ナトリウム──標準溶液の作成と標定　54
    - 水の硬度測定　55
    - 0.02N 硝酸銀標準溶液の作成と標定　58
    - しょうゆ中の塩化ナトリウムの定量　61
  - 3-3-3　物理化学的分析法 ……………………………………………… 62

4 定性分析の実際

- 4-1 定性分析の一般的注意 …………………………………………………… 67
- 4-2 糖　　質 …………………………………………………………………… 67
  - 糖類の共通な呈色反応：モーリッシュ反応（α-ナフトール反応）　67
  - 還元糖の検出反応　68
  - 単糖類と還元性二糖類の判別反応：バーフォード反応　70
  - アルドースとケトースの判別反応：セリバノフ反応　70
  - 六炭糖の反応：スカトール反応　71
  - 五炭糖の反応：オルシノール反応　71
  - 還元糖の判別反応：オサゾン試験　72
- 4-3 タンパク質・アミノ酸 …………………………………………………… 73
  - タンパク質に共通な呈色反応：ビウレット反応　73
  - アミノ酸に共通な呈色反応：ニンヒドリン反応　74
  - 芳香族アミノ酸およびこれを含むタンパク質の呈色反応：キサントプロテイン反応　74
  - チロシンの呈色反応：ミロン反応　75
  - トリプトファンの呈色反応：ホープキンス・コール反応　75
  - シスチン・システインの沈殿反応：硫化鉛反応　76
  - タンパク質の凝固反応：熱による凝固反応　76
  - タンパク質の有機沈殿試薬による沈殿：トリクロロ酢酸による沈殿反応　77
  - タンパク質の塩析：硫酸アンモニウム$(NH_4)_2SO_4$飽和溶液による塩析　77

5 定量分析の実際

- 5-1 定量分析の一般的注意 …………………………………………………… 78
- 5-2 一般成分の分析 …………………………………………………………… 79
- 5-3 試料の採取・均質化・保存 ……………………………………………… 80
- 5-4 水　　分 …………………………………………………………………… 81
  - 常圧加熱乾燥法　85
- 5-5 タンパク質 ………………………………………………………………… 87
  - ケルダール法　88
- 5-6 脂　　質 …………………………………………………………………… 92
  - ソックスレー脂質抽出法　93
- 5-7 炭 水 化 物 ………………………………………………………………… 96
  - 5-7-1 還 元 糖 …………………………………………………………… 97
    - ベルトラン法　97

5-7-2 非還元糖‥‥‥‥‥‥‥‥‥‥‥‥‥‥‥‥‥‥‥‥‥‥‥‥‥‥‥‥‥103
　　ショ糖の定量　103
　　デンプンの定量　104

5-7-3 全糖量の測定‥‥‥‥‥‥‥‥‥‥‥‥‥‥‥‥‥‥‥‥‥‥‥‥‥‥106
　　ソモギーの変法　106
　　ソモギー・ネルソン法　109

5-7-4 微量の全糖の測定法‥‥‥‥‥‥‥‥‥‥‥‥‥‥‥‥‥‥‥‥‥‥‥111

5-8 灰　　　分‥‥‥‥‥‥‥‥‥‥‥‥‥‥‥‥‥‥‥‥‥‥‥‥‥‥‥‥‥‥113
　　直接灰化法　113

5-9 無 機 質‥‥‥‥‥‥‥‥‥‥‥‥‥‥‥‥‥‥‥‥‥‥‥‥‥‥‥‥‥‥‥116

5-9-1 カルシウム‥‥‥‥‥‥‥‥‥‥‥‥‥‥‥‥‥‥‥‥‥‥‥‥‥‥‥‥117
　　過マンガン酸容量法　117

5-9-2 塩　　素‥‥‥‥‥‥‥‥‥‥‥‥‥‥‥‥‥‥‥‥‥‥‥‥‥‥‥‥120
　　フォルハルト法　120

5-9-3 リ　　　ン‥‥‥‥‥‥‥‥‥‥‥‥‥‥‥‥‥‥‥‥‥‥‥‥‥‥‥123
　　モリブデン青比色法　123

5-9-4 鉄‥‥‥‥‥‥‥‥‥‥‥‥‥‥‥‥‥‥‥‥‥‥‥‥‥‥‥‥‥‥‥‥125
　　フェナントロリン比色法　125

5-10 ビタミン‥‥‥‥‥‥‥‥‥‥‥‥‥‥‥‥‥‥‥‥‥‥‥‥‥‥‥‥‥‥128

5-10-1 ビタミンC‥‥‥‥‥‥‥‥‥‥‥‥‥‥‥‥‥‥‥‥‥‥‥‥‥‥‥128
　　インドフェノール容量法　128
　　ヒドラジン比色法　132

6　食品の品質・特性に関する化学的試験

6-1 有機酸（総酸量）‥‥‥‥‥‥‥‥‥‥‥‥‥‥‥‥‥‥‥‥‥‥‥‥‥‥‥137
　　アルカリ容量法　137

6-2 油脂の化学的試験‥‥‥‥‥‥‥‥‥‥‥‥‥‥‥‥‥‥‥‥‥‥‥‥‥‥139
　　酸　　価　139
　　ケン化価　139
　　ヨウ素価：ウィス法　142
　　過酸化物価　145

6-3 食品の酸度・アルカリ度の測定‥‥‥‥‥‥‥‥‥‥‥‥‥‥‥‥‥‥‥147

　　付　　　表‥‥‥‥‥‥‥‥‥‥‥‥‥‥‥‥‥‥‥‥‥‥‥‥‥‥‥‥149
　　参 考 文 献‥‥‥‥‥‥‥‥‥‥‥‥‥‥‥‥‥‥‥‥‥‥‥‥‥‥‥‥153
　　索　　　引‥‥‥‥‥‥‥‥‥‥‥‥‥‥‥‥‥‥‥‥‥‥‥‥‥‥‥‥155

1 実験を始めるにあたって

1-1 実験の心得
(1) 実験の目的
　実験の目的は理論と実際が一致することであり，実験者はその実験を忠実に行うことが大切である。学生実験は，授業時間に行う実験と卒業論文などのための実験の2つの場合が考えられる。実験の目的はどちらに属するかによって多少異なる。

A. 授業時間に与えられた課題について実験を行う場合の目的
① 講義で聞いた理論が実際に実験の中で起こることを自分の目で確かめる。
② 現象の変化と実際の方法を確実に修得する。
③ 正しい結果を得る方法過程を学ぶ(器具,機器,試薬の取扱いの修得などを含めて)。

B. 卒業論文や自由研究のような研究実験の目的
① 研究実験は新しい知見を得るため行うのであるから，この場合の目的は正しい結果を得ることである。
② Bの実験を行うためAの操作を充分に修得する。

(2) 一般的注意
A. 実験の心構え
① 実験中は常に平常心を失わず効率よく作業を進める。
② 初めての実験でも，極度に緊張しない。
③ 実験には先入観を持たず，白紙の状態でのぞみ，必ず自分で行う。

④ 実験書の操作を忠実に行い，目的にかなった器具，機器を用いる。
⑤ 単独で実験を行ったり，無理な状態で実験を行わない。
⑥ 実験に馴れてくると，安心感が強くなり，実験操作が粗雑になるので注意する。
⑦ 疑問点は実験の指導者に質問し，指示に従う。

B. 実験の身支度
① 実験室に入るときは白衣を着用し，手を洗う。
② 白衣のポケットに小型の手拭き，またはタオルを入れておく。
③ 服装は実験しやすいものを着用し，靴は底の低い上履きを使用する。
④ 髪の長い場合は束ね，実験の種類によってマニキュア，指輪なども支障をきたすので注意する。
⑤ 日常生活においてメガネをかけていない人は，実験によっては保護メガネをかける。

C. 基本的な注意事項
① 共同実験室における注意事項
1) 自分の実験に気を配ると同時に他人の行動にも気を配ることが大切である。
2) 有毒ガスを発生する実験はドラフト内で行う。
3) 引火性の溶液（特にエーテル）を使用しているそばで火を扱ってはならない。
4) 共同で使う器具に対しても大切に取り扱う。
5) 電子天秤などの精密機器は取り扱いに注意し，周辺は清潔に保つ。
6) 試薬は，各自で必要量のみ実験台へ持って行く。
7) 実験室には不燃物入れと可燃物入れが用意されているので，所定の廃棄物入れに捨てる。
8) 使用した器具は元の位置にきちんと戻す。

② 実験台使用上の注意
1) 実験開始前，実験中もこまめにぞうきんで実験台を拭く。
2) 実験台がきちんと整理された状態で実験を行う。
3) 実験台上や足元にカバン，バック類などを置いたまま実験しない。

③ 危険防止のための注意事項
1) 火　災
エーテル類，石油エーテル，アルコール類，ベンジン，アセトンなどの引火性薬品の取り扱いの不注意によって起こる場合が多い。引火性薬品を取り扱う場合はつぎのような点に心がける必要がある。
1. 一度に大量に取り扱わない。
2. 火を使っている実験台では取り扱わない。
3. 閉めきった部屋で取り扱わない。

4. エーテルを含んだ口紙等を不用意に乾燥器に入れない。
5. 直火で加熱しない。
6. 万一，引火性薬品の容器を倒したり，壊したりしたらすぐに付近の火の元を止める。

2) やけど（火傷）
1. 衣服に引火したら
   あわてずに床に寝ころんで火を消し，近くの人はすぐに水をかける。
2. ガラス細工によるやけど
   ガラス細工のとき炎から取り出したガラスは赤熱色が消えてすぐに元のガラスの色に戻るが，温度はまだかなり高いので，これに触れるとやけどをする。ガラス細工をするときは，そのつど充分注意する。
3. ガスバーナーによるやけど
   ガスの炎は青い炎にして使用するが明るい日光のもとでは炎がよく見えないことがある。しかし炎は実際より高くまで立ち上がっており，しかも炎の先端が最も高温であるので，充分注意する。

〈処　置〉
1. 小さなやけどのときは応急手当としてすぐ氷水で冷やす。
2. 大きなやけどのときは氷水で冷やし，静かに寝かせ，衣服をハサミで取り去りすぐに医師を招く一方，水を飲ませ室内を温めておく。

3) 外　傷
ガラスによる切傷
実験室の外傷で最も多いのはガラスによる切傷である。ガラス器具を取り扱うときはつぎの点に注意する。
1. ガラス器具を洗浄するときは必ずブラシを用いる。
2. ビーカーを片手でふちなどをつまんで持ち上げてはいけない。中の液の重さで割れることがある。
3. ガラス管やガラス棒を切断したら必ずその切り口を灼熱して滑らかにしておく。
4. ゴム栓やコルク栓に穴をあけてガラス管を差し込むときは，あらかじめ少量の水でゴム栓，ゴム管の内部を湿した後，腕を体の脇に付けて小さい力で静かに行う。

〈処　置〉
1. ガラスで負傷したときは，まず大きな破片を取り除き，水道水で小さなガラス片もよく洗い流す。
2. 充分洗い流した後，傷口をオキシフルなどで消毒する。

3. 傷口が大きい場合は適当な止血法を施し医師の手当を受ける。
4) 薬品による障害

薬品による障害には2通りある。1つは濃厚なアルカリや酸を皮膚に付けたときである。もう1つは有毒な薬品やガスを飲み込んだり，吸入したときである。これらの障害防止のためにはつぎのような注意が必要である。

1. 濃厚なアルカリや酸を扱ったときは必ず手を洗う。
2. 硫酸を水に混ぜる場合は必ず水の中へ硫酸を少量ずつ撹拌しながら加えていく。
3. 濃厚なアルカリや酸の入ったビーカーを激しく撹拌しない。
4. 濃厚なアルカリや酸を加熱しているとき顔を近づけて覗き込まない。
5. 濃厚なアルカリや酸をピペットで吸い上げてはならない。特に少量の場合は絶対にピペットを用いてはいけない。
6. アンモニア，塩酸などのビンを開けるときは，顔を横に向けて少しずつ開ける。
7. 室内で有毒ガスを発生させない。

〈処　置〉

i．皮膚に薬品がついたとき

濃厚なアルカリ，酸が皮膚に付いたときは，手近な布ですぐ拭き取り，その部分を大量の水で洗う。

ii．有毒ガスを吸入したとき

1. すぐに新鮮な空気の入る場所に移し，必要に応じて人工呼吸または酸素吸入を行う。
2. 一酸化炭素の中毒のときは，特に安静にしておく必要がある。
3. 1.と2.いずれの場合もすぐに医師の手当を受けなければならない。

iii．口に薬品が入ったとき

1. ピペットで吸い上げた溶液が口に入ったら，すぐに吐き出しよく口を洗う。飲み込まなければそれほど害はない。
2. 万一飲み込んだとき，意識がある場合には，20％食塩水，または温石ケン水を多量に与えてそれを吐き出させる。この処置を何回も繰り返し，急いで医師の手当を受ける。

5) 実験室を退室するときの注意事項

実験が終了したら，使用した実験器具の後片づけをし，実験台をきれいに拭き実験室の掃除をして，ゴミを捨てる。実験室を退室する前につぎのことを確認する。

1. 実験に使用した電気器具のスイッチを切る。コンセントから差し込みコードを抜く。
2. ガスの元栓が完全に閉じていることを確認する。

3. 水道管の蛇口を完全に閉める。
D. 計画と準備
    ① 実験を始める前に綿密な計画と準備をしなければならない。
    ② 実験書をあらかじめよく熟読して，実験の目的を正しくつかんで臨む。
E. 観察と記録
    ① 観 察
        1) 実験は実験書にいくら細かく記述されていてもその通りにならない場合があるのでよく観察する。
        2) 授業実験では実験結果だけが目的ではなく，実験過程を重視するので一層現象をよく観察する。
        3) 今どんな反応が起きているのかを頭に描きながら観察すると失敗が少ない。
        4) もし実験が失敗したとき途中の経過が詳細に観察されていれば経験を積んだ指導者はその観察事項から失敗の原因が類推でき，無駄な実験の繰り返しを避けることができる。
        5) よい結果を得るためにはよく観察することが重要である。
    ② 記 録
        1) 実験記録は単なる観察や結果のメモだけでなく，途中の操作，現象の変化および得られた結果を全て漏らさず，その場で正しく記録する。
        2) 記録ノートは手軽で携帯に便利なものを選び左右のページには測定値，観察事項，計算あるいはデータの整理に使うように工夫するとよい。
        3) 実験データの計算や整理は実験終了後できるだけ早く行うことが望ましい。
        4) 誤って記載したときは，訂正記号を付けておく。
        5) データを紙片に記録すると紛失する恐れがあるし，ましてろ紙などに記録してはならない。
        6) 実験記録は必ず一冊のノートに記録する。
        7) 万一紙片に書き留めたときは転記をしないでノートにそのまま貼付けるようにする。
F. 数値の取り扱いと簡単な統計処理
    ① 数値の取り扱い
    　実験値を取り扱うときにまず注意しなければならないのは，測定の精密度以上に余分な数値を記録しないことである。それ以上に余分な数値は記録しても何の役にも立たないし，また誤解の原因にもなる。また，精密度の異なったいくつかの数値を用いて計算をする場合には，計算結果におよぼす誤差の影響を考えに入れなければならない。

1) 有効数字

実験値として意味のある数値はすなわち数値を示すのに有効な数字（測定値から位取りを表す0を除いた数字）を有効数字といい，その桁数を有効桁数という。

[例] つぎの数値の有効数字は何桁か。
　　　0.052　（5.2 ×10^{-2}）　　有効桁数2桁
　　　0.520　（5.20×10^{-1}）　　　　　　3桁
　　　5.2　　　　　　　　　　　　　　　　2桁
　　　520　　（5.2 ×10^{2}）　　　　　　　2桁
　　　520　　（5.20×10^{2}）　　　　　　3桁

最後の例のように混乱を起こすことがあるから，有効数字以外の位取りを表す0は，カッコ内のように，10の累乗の形で表すとよい。

2) 数値計算

(a) 加減計算　　数値の精密度は小数点以下の桁数の最小のものに支配されるので，その桁数以下は切り捨てる。

[例]　　34.5
　　　＋　0.213
　　　―――――――
　　　　34.713 → 34.7

[例] 結晶硫黄銅 $CuSO_4・5H_2O$ の分子量はいくらにすればよいか。
　　　Cu……63.546
　　　 S……32.066
　　　4 O……63.9976
　　　5 H_2O……90.0764
　　　――――――――
　　　　　　249.6860

$CuSO_4・5H_2O$ の分子量としては249.686を用いるべきである。ただし計算を続けていく場合は249.6860とする。

(b) 乗除計算　　乗除数の有効数値の桁数の最小のものと同じ桁数にそろえてそれ以下は切り捨てる。

[例] 3.21×3.023＝9.70383 → 9.70（3桁）
　　 445.5÷21.0＝21.21428571 → 21.2（3桁）

（乗除したときは有効数字より1桁多く書くこともある）

3) 数字の丸め方（日本工業規格）

小数で表された数値を，求める小数の位までに処理することをいい，つぎの約束がある。

(a) 5以外は4捨5入

(b) 5のとき，1桁上の数値が奇数ならば切り上げる。また1桁上の数値が偶数か0であれば切り捨てる（ただし，1桁上の数値が偶数か0であっても1桁下の数値が0以外ならば切り上げるようにする）。数字の丸め方は普通は四捨五入でよい。

> [例] つぎの数値を有効数字3桁に丸めよ。
> 　　　4.354, 4.356, 4.125, 4.195, 4.105, 4.1052
> $\Big($4.354 → 4.35, 4.356 → 4.36, 4.125 → 4.12
> 4.195 → 4.20, 4.105 → 4.10, 4.1052 → 4.11$\Big)$

G. レポートの書き方

1) 授業実験のレポートにおいては，その学生がどれほど忠実に与えられた課題に対応したかを報告することに意味がある。

2) 実験成果を整理して検討し，レポートを作成し提出して初めて実験が完了したことになる。

3) 授業実験のレポートを書くことによって，一応理解した定量原理，使用器具，試薬，操作，計算法などを具体的な形で把握，復習できる。

4) レポートには実験者の人格が現われるものであるから，読みやすいきれいな文字でわかりやすい文章で書くようにする。

実験レポートの作成

実験レポートの形式にはいろいろあるが，実験目的，実験原理，実験方法（試料および試料溶液の調製，器具，実験操作，計算法），実験結果，考察および感想，疑問などの順序に書くのが普通である。以下これらの項目について多少の説明を述べる。

① 実験目的
　この実験から何を修得できるかを箇条書きで簡潔に書く。
② 実験原理
　1) 実験書の丸写しではなく，実験書の記述内容をもう一度自分の文章で書くように努力した方がよい。
　2) このとき苦労してまとめた実験原理の内容は，いつまでも記憶に残るものであり，このことが重要なのである。
③ 実験方法
　1) 試料および試料溶液の調製については細かく正確に書くこと。
　2) 試薬名や濃度の表示は英語，日本語のいずれかに統一するのが望ましい。
　3) 器具は直接実験に必要なものだけにとどめ，装置などは図解して説明した方がわかりやすい場合がある。
　4) 操作は実際に実施した通りを具体的に記載し，わかりやすく書く。
　5) 操作を記述することによって実験の誤りを発見することがある。
④ 実験結果
　1) 基礎的な実験テーマであれば観察したことや測定値は全て記載する。
　2) 実験結果は図や表を用いて見やすいよう工夫を凝らすとよい。
　3) 最終結果は有効数字を考慮して明示する。
　4) 定量実験ではよく単位を忘れることが多いので注意する。
⑤ 考　察
　1) 考察とは実験結果についてその正しさを説明することである。
　2) このため目的に関しての使用試薬，器具，操作，実験結果との関係を考える。
　3) 実験結果を参考書や学術雑誌などを用いて比較検討する。
⑥ 感想，疑問，反省
　1) 実験中に気付いたことや疑問に思ったことは全て記載するようにする。
　2) よい結果が得られないときには自分の実験態度，考え方などについての反省を次回への参考になるように書く。

1-2 実験に必要な基礎知識

(1) 試薬および純度

試薬とは，理化学的試験，検査，分析，研究，実験および特殊工業などに使用するために必要な特定の純度を持った薬品類である。わが国では，試薬の規格はJIS（日本工業規格）で定められているが，試薬の純度規格には，JIS規格，ACS規格，Rosin規格，Merck規格などがある。

JIS規格は，試薬の等級を純度に従ってつぎのように分類している。

① JIS標準試薬　JIS特級以上の純度を有し，個々に規定されている乾燥温度で乾燥したものである。これは，99.95％（乾燥温度100℃以下のものは，99.90％）以上の純度を有する。濃度の基準にすることのできる試薬。

② JIS特級，一級，特殊試薬　特級は高い純度であって，一般分析はもちろん，特殊の実験研究に高純度試薬として使用しうるもの。一級は，特級より純度は下がるが，一般分析実験用として使用しうるもの。特殊試薬は，特にある微量の不純物を試験する場合には，そのものを可及的に取り除いて最小量にしたもの。例えば，ヒ素の試験に使用する無ヒ素塩酸，無ヒ素亜鉛などで，そのほかpH測定用，元素分析用などがある。

(2) 試薬の取り扱い

試薬の取り扱いで注意すべきことは，つぎの通りである。

① 調製した試薬には調製直後に必ずラベルを貼り，正規の記載（試薬名，濃度，用途，調製日，調製者名）をしておく。光によって変質する試薬は必ず褐色びんに入れ，また，アルカリ性の液体試薬は，試薬びんの栓にゴム栓を用いるか，あるいはポリエチレン製試薬びんに貯蔵する。

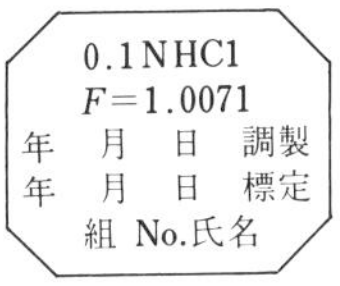

```
0.1 N HCl
F=1.0071
年　月　日　調製
年　月　日　標定
組 No.氏名
```

図1-2　ラベル

② 原則として試薬びんにピペットなどを直接入れてはいけない。
また，一度びんから出した試薬は，元のびんに戻してはいけない。

③ 試薬びんから試薬を取ったら直ちに栓をする。使用後は所定の場所に戻す。また，別のびんの栓と混同したり，ラベルを汚したりしないように注意する。

(3) 溶液濃度の表示法

溶液の濃度を表すにはいろいろな方法があるが，比較的広く利用されているものをつぎにあげる。

容量分析に用いる正確な濃度のわかった溶液を標準溶液という。

① **重量百分率**　溶液100g中に含まれる溶質（問題にする成分）のg数で表した濃度。数字のつぎにW％と記す。溶質の重量をW_1，溶媒の重量をW_2とすると，この溶液の重量百分率W％は $\boxed{\dfrac{W_1}{W_1+W_2}\times 100}$ である。

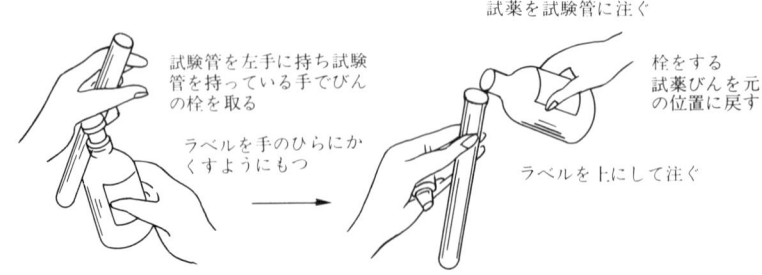

図1-3 試薬のつぎ方

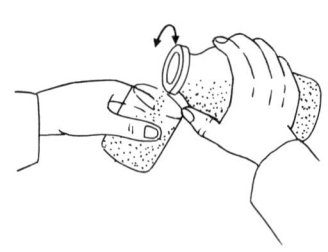

図1-4 びんを回しながら傾けて，多量の固体試料を移す方法

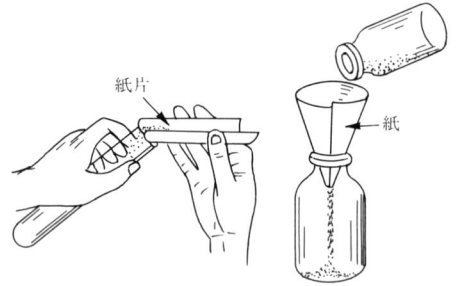

図1-5 紙片を使って固体を移す方法

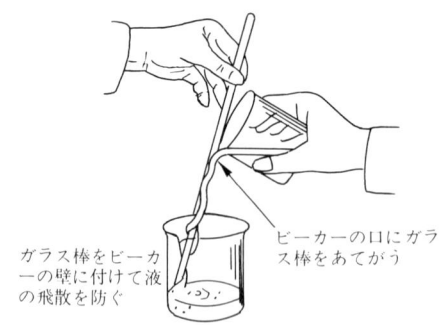

図1-6 液体の移し方

② **容量百分率**　溶液 100 ml 中に含まれる溶質の ml 数で表した濃度。数字のつぎに $V\%$ と記す。溶質が液体の場合に用いられる。溶質の容量を V_1，溶媒の容量を V_2 とすると，この溶液の容量百分率 $V\%$ は $\boxed{\dfrac{V_1}{V_1+V_2}\times 100}$ である。

③ **重量対容量百分率**　溶液 100 ml 中に含まれる溶質の g 数で表した濃度。数字のつぎに $W/V\%$ と記す。

④ **百万分率**　100万分量単位中の絶対数をいう。一般には試料 1000 g 中に含まれる

問題成分の量を mg 数で表した濃度。あるいは 1000 l 中に含まれる問題成分の量を ml 数で表した濃度。数字のつぎに ppm と記す。

⑤ **ミリグラム百分率**　試料 100 g 中に含まれる問題成分の量を mg 数で表した濃度。数字のつぎに mg％と記す。

⑥ **モル濃度**　溶液 1000 ml 中に含まれる溶質のモル数で表した濃度。数字のつぎに M または mol/l と記す。

⑦ **規定濃度**　溶液 1000 ml 中に含まれる溶質のグラム当量数で表した濃度。数字のつぎに N と記す。

$$\text{酸のグラム当量} = \frac{\text{酸の 1 mol の質量}}{\text{酸の価数（1 mol の酸としての特性を示す H}^+ \text{のモル数）}}$$

$$\text{塩基のグラム当量} = \frac{\text{塩基の 1 mol の質量}}{\text{塩基の価数（1 mol の塩基としての特性を示す OH}^- \text{のモル数）}}$$

例題 1　生理食塩水（0.88％ w/v）のモル濃度を求めよ。（原子量 Na＝23, Cl＝35.5）

例題 2　10 μM CdCl$_2$ 水溶液の百万分率を求めよ。ただし，溶液の密度は 1.0 g/cm³ とする。（原子量 Cd＝112, Cl＝35.5）

例題 3　市販されている塩酸の重量百分率は 36％ である。この塩酸のモル濃度を求めよ。ただし，この塩酸の密度は 1.18 g/cm³ とする。

例題 4　1 M NaOH 水溶液 100 ml を硫酸で中和するとき，次の問に答えよ。
　① 中和反応式を書け。
　② 中和するのに必要なグラム当量数を求めよ。
　③ 硫酸 100 ml で中和する場合の硫酸のモル濃度および規定濃度を求めよ。

例題 5　1 M 酢酸水溶液 1 l の作成法を述べよ。ただし，市販の酢酸の密度は 1.05 g/cm³ とする。

解答

例題 1　0.15 M

例題 2　1.83 ppm

例題 3　11.6 M

例題 4　① 2 NaOH＋H$_2$SO$_4$ → Na$_2$SO$_4$＋2 H$_2$O　② 0.1 グラム当量
　　　③ 0.5 M，1 N

例題 5　1) 計算　市販酢酸 1 l＝1050 g，1050÷60＝17.5 (M) 1000÷17.5＝57.1 (ml)
　　　2) 1 l のメスフラスコに約 900 ml の純水を入れる。そこに市販の酢酸を 57.1 ml 添加する。
　　　3) 標線まで純水を入れる。

4) フタをして，上下にして，よくかき混ぜる。
(4) 溶液濃度の変更

　硫酸，塩酸などの酸類，アンモニア水などのように市販されているものが液体である場合などでは高濃度（A）のものを希釈して目的とする濃度（C）の溶液量（Z）を得たいことがある。この場合はつぎの表に従って希釈を行う。

	原　　液	希　釈　液	目的の濃度・所要量
濃　度	A	B	C
溶液量	$\dfrac{C-B}{A-B} \cdot Z$	$Z - \dfrac{C-B}{A-B} \cdot Z$	Z

　この場合の所要量と採取量は重量濃度のときはg，モル濃度や規定濃度のときはmlを用いる。純水で希釈するときは希釈濃度を零として計算する。

(5) 純　水

　水道水はきれいにみえても各種の有機物や無機物が含まれている（東京都の水道水は1 l につきおよそ0.05 gの不純物を含んでいるといわれる）。実験にこれを使用することは，多くの場合好ましくない結果を与える。このためこれらを除いた精製水すなわち純水が用いられる。純水は，本来中性（常温でpH 7）でその記号 H_2O であるが，大気中の二酸化炭素ガスを吸収しておりきわめてわずかであるが酸性（pH 約5.7）を呈する。しかし，この程度の酸性はリトマス試験紙では感知できないので一般に中性とみなしている。実験によっては煮沸して溶けている二酸化炭素を追い出して用いる必要があるが，このときのpHは7に近づく。純水にはその製法により蒸留水とイオン交換樹脂を通して精製した脱イオン水（脱塩水）があるが，脱イオン水はイオンとなっていない有機物やコロイドケイ酸などが除去されないので，目的に応じて使い分ける。実験書に単に「水」と書かれていれば純水を用いる。

2 基本操作

2-1 器具類とその取り扱い方
(1) 一般的な器具類とその取り扱い方
1) ビーカー（図2-1）

ビーカーは試薬を溶解したり，溶液を取り扱うときなどに広く使われる。10 ml から 10 l 容量のものもあるが，200〜300 ml 容量のものがよく使われる。一般に硬質ガラス製であるが，外壁がぬれたままでバーナーで強熱するとひびを生じる。また薄いガラス製であるから，硬い台に置くときやガラス棒での撹拌のときなどは損傷しやすいので注意が必要である。(b)のコニカルビーカーは，上部がやや細くなっているため振っても中の液がこぼれることがないので滴定に用いると便利である。

2) フラスコ（図2-1）

フラスコには多くの種類があり，用途によりそれぞれのフラスコが使われ，容量もいろいろある。フラスコは化学反応を起こさせるときに使うものであるから熱には強い。また(d)(e)は頸部が細いので，ゴム栓，コルク栓で密栓が可能で，溶液の貯蔵，あるいは冷却器を接続して一定濃度の溶液の反応などにも使われる。(f)(g)の枝付のものは溶液の減圧濃縮，溶媒の分留などに，(h)は合成反応などに使われる。取り扱い方はビーカーに準ずる。

3) ロート

ロートは沈殿と母液を分けるときに使われるもので多くの種類があり，使用目的によって使い分けられる。

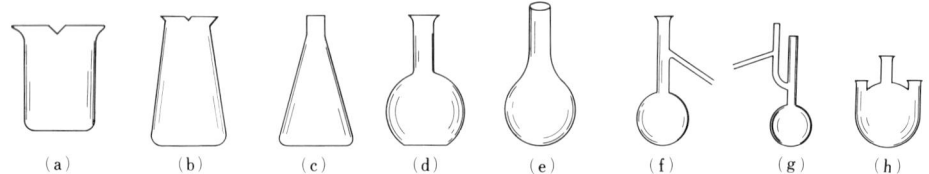

(a) 口付きビーカー (普通型), (b) コニカルビーカー, (c) 三角フラスコ (エルレンマイヤーフラスコ), (d) 平底フラスコ, (e) 丸底フラスコ, (f) 枝付きフラスコ, (g) クライゼンフラスコ, (h) 三ツ口フラスコ

図 2-1

a. ロート　通常のロートはガラス製で，大きさは口径が 3〜30 cm まであるが，5〜7 cm 位のものが使いやすい。脚は短脚と長脚がある。液体を細口びんに移すときはそのまま使うが，沈殿を分離するときはろ紙を用いて自然ろ過をする。

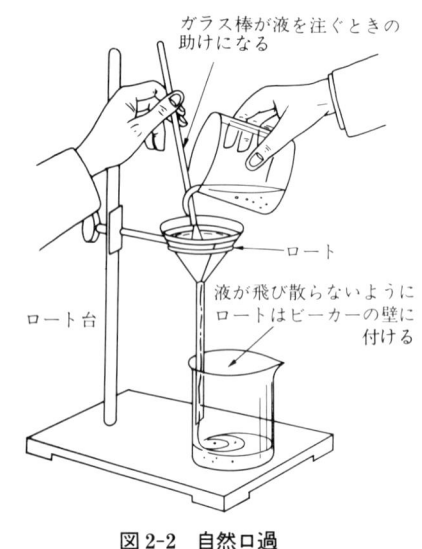

図 2-2　自然ろ過

ろ　紙

ろ紙は大きさや目の細かさによって種々の種類があるが，一般に定性用と定量用の 2 種に大別され，使用目的や溶液の種類によって使い分ける。我が国ではほとんど東洋濾紙株式会社製のものが使われている。これには規格の違いによって番号が付いており，表 2-1 に主なろ紙の規格番号，性質および用途について示す。

〔ろ紙の折り方〕

① 円錐状ろ紙 (図 2-3)　円形ろ紙を少しずらして半分に折り，つぎに四分円に折り重ねその縁を開いて錐面の半分は一重，ほかの半分は三重になっている円錐形とする。この場合円錐形ろ紙をロートに入れたとき密着していなければならない。このためロートの立体角に応じて角度を調節して折ることが必要である（ろ過速度を大きくするため）。

表 2-1　ろ紙の種類

	東洋ロ紙	性質および用途	目の粗さ
定性用	No.1 No.2 No.131	一般定性用　ろ過速度はごく早い。 標準定性用　ろ過速度は早く，減圧ろ過に適当。 半硬質定性用　紙質はかたい。	(粗) だんだん細かくなる ↓ (微細)
定量用	No.3 No.4 No.5A No.5B No.5C No.6 No.7	厚く，ろ過速度は早い。簡単な定量分析に用いる。 硬質ろ紙　化学処理で紙の表面をかたくしたもの。 迅速定量用　ろ過速度は早く，疎沈殿用である。 一般定量用　最も広範囲の定量分析に使用。 硫酸バリウム用　微細な沈殿を取り扱う定量分析に適する。 標準定量用　紙層は最も薄いが均一で繊維の純度も最秀，精密な分析実験に使用。	

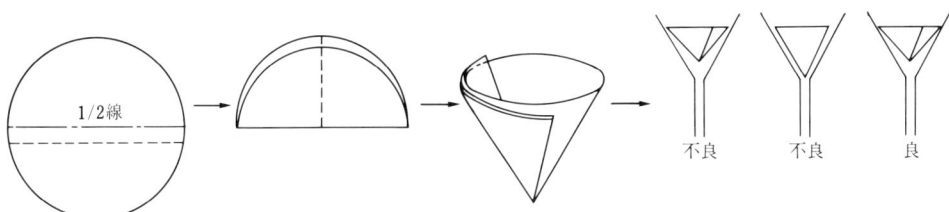

図2-3　円錐状ろ紙の折り方

②　ひだ付きろ紙(図2-4)　円形ろ紙を16〜32折りしたもので，ろ紙の全面が使えろ過速度が大きい。折り方は種々あるが，最も簡単なのはまず図のようにろ紙を8つに折り，ついでひろげてaとb，bとc，cとd，dとe，eとf，fとg，gとh，hとaを重ねて内側にひだを取ると(c)のようになる。折りたたむときろ紙の中心部(o)まで深く折りたたまない方がよい。また折るときは指先であまりろ紙をこすらぬこと。特に脂質実験のときは手術用の手袋をするとよい。

b.　ブフナーロート(ヌッチェ)(図2-5)　ブフナーロートは磁製で目皿がかくれる程度の大きさにろ紙を手で切り取ってのせ，吸引びんと組合わせ水流ポンプなどで減圧し，

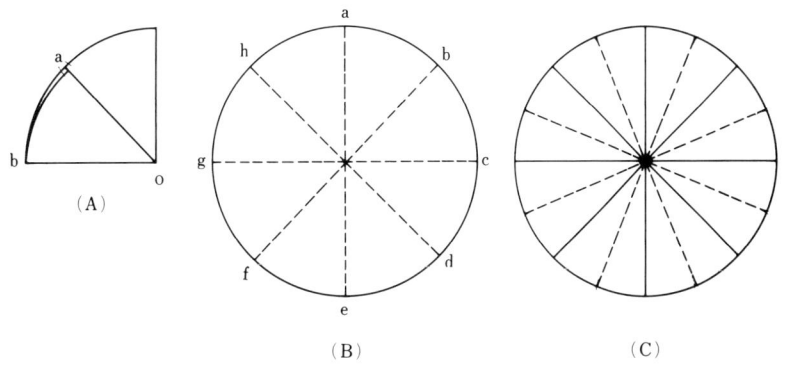

図2-4　ひだつきろ紙の折り方

手早く沈殿を分離するのに使われる。

c. グラスフィルター（表2-2）　グラスフィルターは硬質ガラス粉末を板状に圧しつめ，半熔融してろ板としたもので，強アルカリ，強酸，酸化剤，還元剤などの溶液からの沈殿分離など普通のろ紙ではできない場合に使われる。500°Cの高熱にも耐えられるので，沈殿ごと500°Cで灼熱することができる。用途に応じて種々の型がある。型により記号を異にし，ろ板の目孔の大きさによって1〜4の数字が付けてある。

<u>グーチ型</u>-1G 1〜4（図2-6）　1Gはグーチ型を示し，右側の数字は目孔の大小を表示する。沈殿ろ過，灰化，秤量に適し，粗繊維の定量などに使われる。

<u>アリン氏管型</u>-15AG 1〜4（図2-7）　少量沈殿物のろ過，再溶解などに適し，糖の定量に使われる。

<u>ロート型</u>-3G 1〜4（図2-8）　ろ過，再溶解に適し，Caの定量に使われる。

<u>ブフナー型</u>-17G 1〜4（図2-8）　大量の沈殿をろ過するのに使われる。

d. 分液ロート（図2-9）　無色と褐色ガラス製があり，型も2種類ある。揮発性有機溶媒の混合，2層を形成する液の分離や溶液中の溶質を，その溶液中の溶媒と混合しにくい別の溶媒で抽出するときに使われる。有機溶媒のときはテフロンコックのものを使用する。

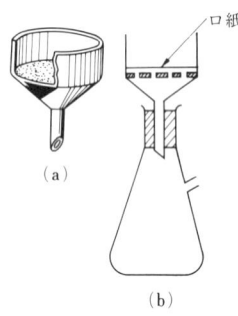

図2-5　ブフナーロート(a)とブフナーロートと吸引びんとロ紙

表2-2　グラスフィルターの規格

No.	目孔の大きさ	目の粗さ	用　　途
1	100〜120μ	最も粗い	粗大沈殿用
2	40〜50μ	↓	結晶性沈殿用
3	20〜30μ	↓	普通沈殿用
4	5〜10μ	細密	微細沈殿用

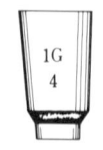

図2-6　グーチ型

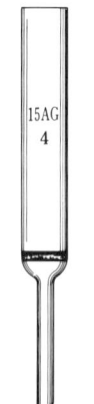

図2-7　アリン氏管型

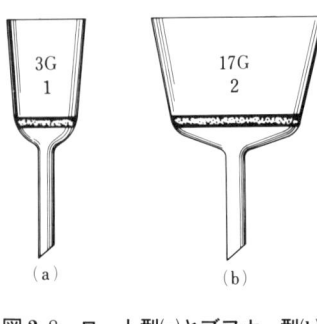

図2-8　ロート型(a)とブフナー型(b)

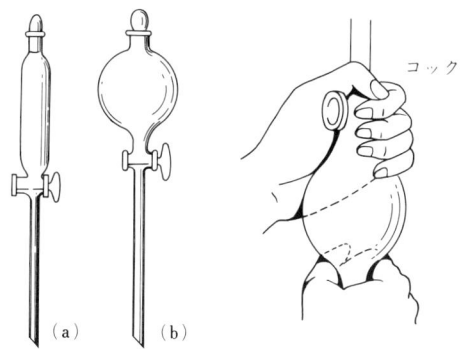

図 2-9　分液ロートとその扱い方

4) 水流ポンプ（アスピレーター，サッカー）（図 2-10, 11）

ガラス製と金属製があり，減圧ろ過，溶液の減圧濃縮に使われる。ポンプと装置の間には安全びんを置き，水圧の変化に伴って装置内に水が逆流するのを防止する。このため図 2-11 のような逆流止めの付いている水流ポンプもある。

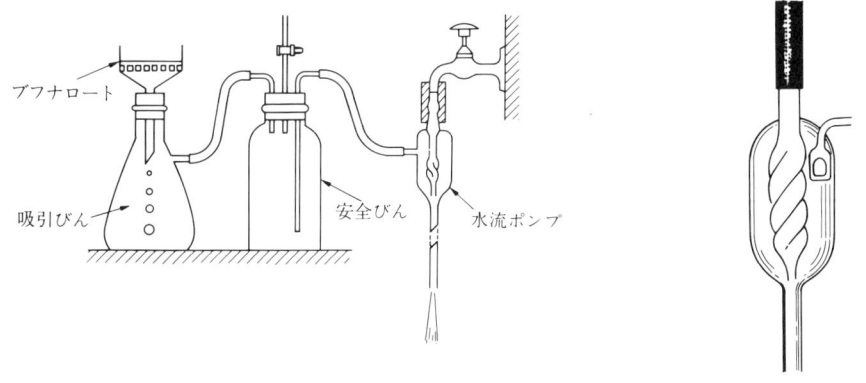

図 2-10　水流ポンプ　　　　　　図 2-11　逆流止め付き水流ポンプ

5) 吸引びん（図 2-10）

50～30,000 ml 容量のものがある。肉厚で耐圧性が強く，水流ポンプに接続して減圧操作に使われる。

6) 冷却器（図 2-13）

冷却器にはいろいろの種類があるが，用途から分けると図 2-12 (a) に示すような生じた物質の蒸気を冷却凝縮させて元の容器に戻すために使われる還流冷却器と，(b) に示すような生じた物質の蒸気を冷却凝縮させて，別の容器に貯留するために使われる蒸留冷却器とがある。しかし，1 つの冷却器が両方に使用可能である。冷却器の冷却能率は図 2-13 (a)(b)(c)(d) の順に高くなる。

150°C 以上の蒸気のときは空冷でよい。水の通し方は図 2-13 に示した矢印のようにする。

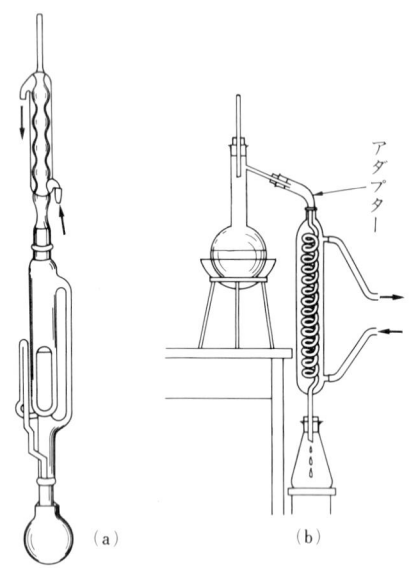
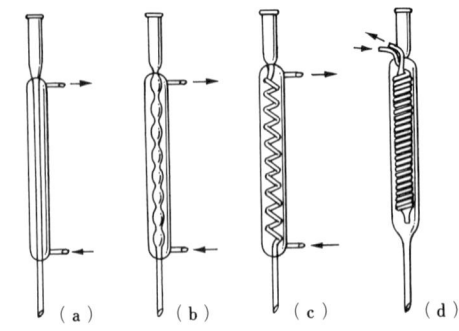

図2-13 リービッヒ冷却器(a),玉入冷却器(b),蛇管冷却器(c),ジムロート冷却器(d)

図2-12 還流冷却器と蒸留冷却器

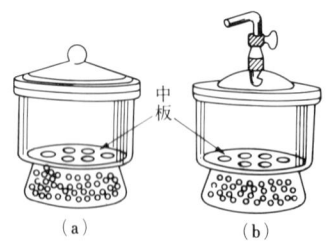
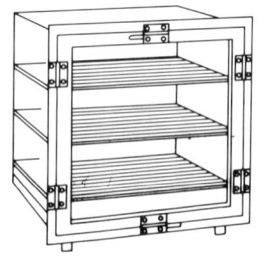

図2-14 デシケーターと真空デシケーター　　図2-15 アクリル樹脂製デシケーター

7) デシケーター (図2-14, 15)

図2-14(a)のような普通型のデシケーターと(b)のような真空デシケーターとがあり,それぞれ無色と褐色のガラス製や最近では図2-15に示す強アクリル樹脂透明板のものがよく使われる。(a)は単にデシケーターといわれ,試料,秤量びん（皿）などを清浄な恒湿の状態に保管する目的に使われ,(b)は加熱によって変化する恐れのある物質を乾燥する目的に使われる。(a)(b)の中板の下には塩化カルシウム,酸化カルシウム,シリカゲル,アドソール,濃硫酸などの吸湿剤を入れ,中板の上に清浄な紙を敷き,その上に秤量びんなどをのせる。使用する場合はすり合せの蓋に薄くワセリンを塗り密着させる。蓋を取るときはかかえるようにおさえて横にずらす。

8) ガスバーナー (図2-16, 17)

図2-16に示すような種類があるが一般には(d)がよく使われる。なお,図2-17にガスバーナーの炎と温度について示す。

2 基本操作　19

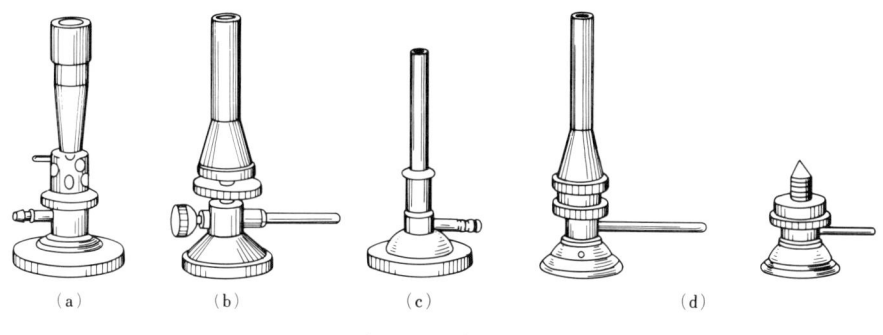

(a)　　　　　(b)　　　　　(c)　　　　　　　(d)
メケルバーナー　テクルバーナー　ブンゼンバーナー　　島津式改良バーナー

図 2-16　バーナーのいろいろ

〔ガスバーナーの使用法〕

① (d)のガス量は下のガス量調節ネジ B で，空気量は上の空気量調節ネジ A で調節する。
② A，B ともに右回転（時計針の回転方向）で閉まる。
③ 点火するときは必ず A，B が閉まっていることを確めたうえで元栓を全開する。
④ マッチを点火し，素早く左手で A，B を一緒に少し開き（左へ回し）バーナー円筒上部にマッチを下側から近づけ点火する。
⑤ 点火後 A，B を一緒に開いて炎を必要な大きさにする。
⑥ B を左手で固定し，A だけを開いて空気を送り込み，炎の状態を調節する。
⑦ 消すときは以上の手順を逆に行う。

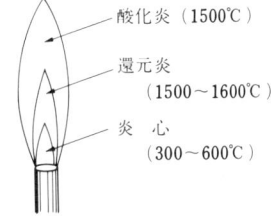

図 2-17　バーナーの炎と温度

(2)　その他の一般的器具

一般的器具についてはその名称と図を図 2-18 に示す。

1) 細口試薬びん(a)　　無色と褐色ガラス製とポリエチレン・テフロン製がある。大きさは 30〜20,000 ml 容量まであり，試薬溶液を入れるのに使われる。
2) 広口試薬びん(b)　　試料を入れるのに使われる。
3) 洗浄びん(c)　　ガラス製とポリエチレン製がある。純水を入れ洗浄用に使われる。ガラス製は加熱を必要とするとき使われる。
4) 乳鉢，乳棒(d)　　ガラス製と磁器とがある。試料や試薬の磨砕に使われる。乳棒で乳鉢をたたくと乳鉢の底が破損するので注意する。
5) 三　脚(e)　　バーナーでの加熱時には三脚上に三角架，湯煎，砂皿などをのせて行う。
6) セラミックス付き金網(f)　　フラスコ，ビーカーなどの加熱時に 5)の三脚にのせる。

7) 湯　煎(g)　　銅製で蓋は大小の輪からなり，加温する容器の大きさによって適当な輪を使う。温和な加熱反応，溶液の濃縮などに使われる。

8) 三角架(h)　　ルツボを熱するとき，ルツボをのせるのに使われる。

9) ルツボ(i)　　磁製で，試料の灰化に使われる。

10) ルツボバサミ(j)　　定量実験においてルツボ，秤量びんなどは手で持たず，ルツボバサミを使う。

11) 蒸発皿(k)　　ガラス，テフロン，磁製，白金製があるが一般に磁製が使われる。溶液の蒸発乾固，試料の灰化などに使われる。

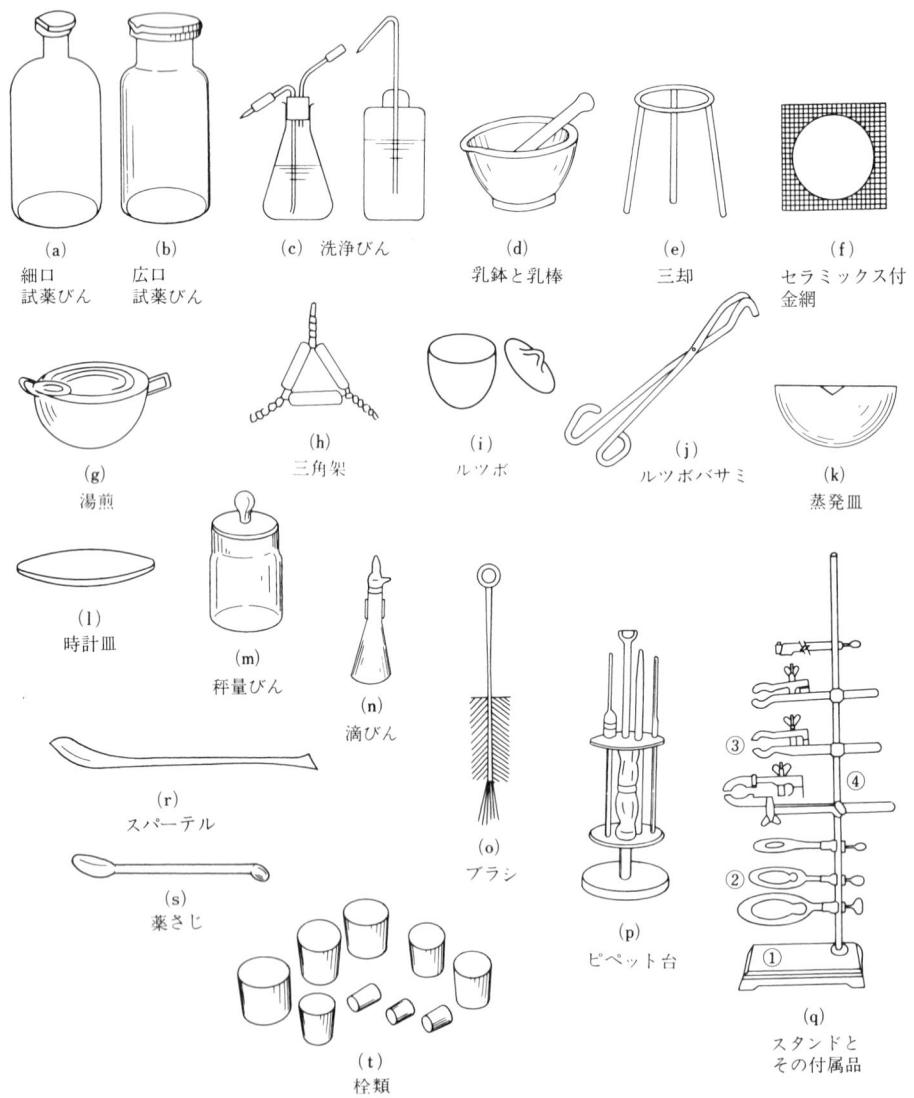

図 2-18　主な一般的器具

12) 時計皿(l)　　腕時計のガラス蓋に似ており，ビーカーなどの覆い蓋に使われる。
13) 秤量びん(m)　　ガラス製で試薬秤取時に使われる。また平たいアルミ製のものもあり，特に水分定量時に使われる。
14) 滴びん(n)　　指示薬を入れるときに使われる。
15) ブラシ(o)　　大小種々あり，器具の洗浄に使われる。
16) ピペット台(p)　　竪型の木製のものとプラスチック製の横にピペットを置くものとがある。
17) スタンド(q)　　①はスタンド，②はリング；分液ロートを保持したり，これに金網をのせ三脚の代わりにも使われる。③はクランプ；冷却器を保持したり，フラスコの頸をささえたりする。④はクランプホールダー；クランプをスタンドに保持する。
18) スパーテル(r)　　木製，金属製，水牛製などがあり，固体薬品を分取するとき用いられる。
19) 薬さじ(s)　　金属製，プラスチック製があり，固体薬品を分取するとき用いられる。
20) 栓　類(t)　　ゴム，コルク，ポリエチレン製があり，フラスコの蓋，ガラス管や冷却器を接続するときに使われ，材質の使い分けはそのときに用いる溶剤による。栓に孔をあけるときはコルクボーラーやコルク穿孔機で鋭利に真直に貫通させる。表2-2にゴム栓およびコルク栓の号数とその直径を示す。

表2-2　ゴム栓およびコルク栓の号数とその直径

No.	1	3	5	7	9	11	13	15	17	19	21	23	25	27	29
直径(mm) ゴム栓	15	18	21	25	29	34	40	45	51	56	63	70	77	82	89
直径(mm) コルク栓	15	18	21	24	27	34	39	45	51	57	—	—	—	—	—

(3) 測容器具類とその取り扱い方

ある濃度の試薬を調製したり，一定容量を採取する目的に使用される測容器の主なものには，メスシリンダー，メスフラスコ，ピペット，ビュレットなどがある。いずれも一定の誤差以内で検定を経ている。この許された誤差を公差という（詳細については他の成書を参照されたい）。

測容器は容器内の液の水位から，容量を測るのであるから温度によって測定結果が異なる。そのため我が国では，20℃を測容の標準温度と定めている。

1) メスシリンダー（図2-19）

10, 20, 50, 100, 250, 500, 1000, 2000 ml 容量などの蓋なしのものと，共栓付きのものがある。それほど精密度を必要としないときに使われる。メスシリンダーの中に入れた液体の容量は図2-19に示す液の最下端（メニスカス）の目盛りを真横から読む。メスシリンダーの目盛りは放出容量（液を外に出したときの容量）が表示されている。

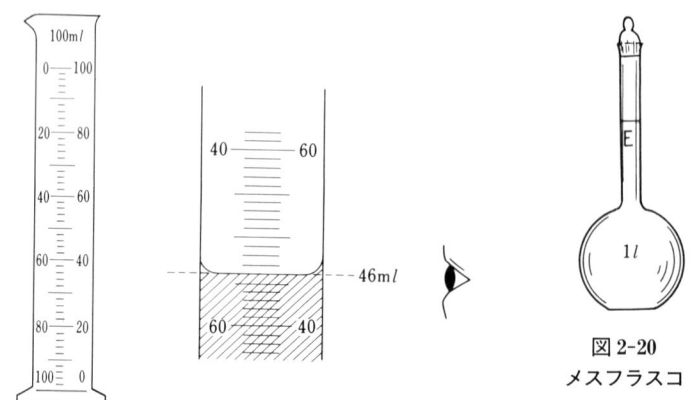

図 2-19 メスシリンダーとその読み方　　図 2-20 メスフラスコ

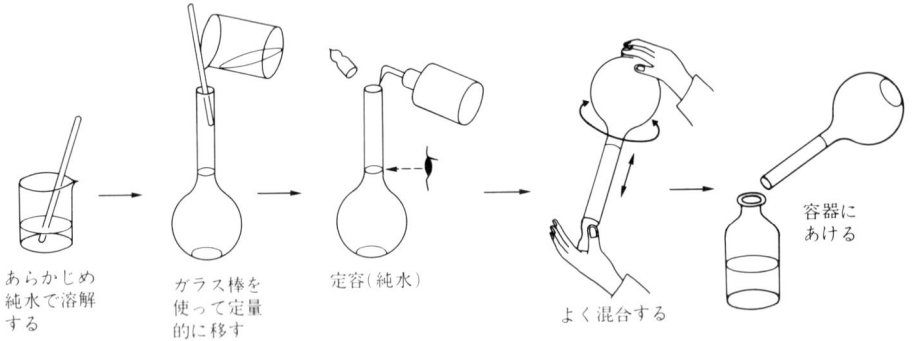

図 2-21　メスフラスコの扱い方

2) メスフラスコ（図 2-20）

5, 10, 25, 50, 100, 250, 500, 1000, 2000 ml 容量のものがある。無色と褐色ガラスのものがあり, 図 2-20 に示すように頸の中ほどに標線がある。一定容量の溶液を正確に調製するのに使われ, メニスカスが標線と一致したときが正確な容量である。一般にメスフラスコは充満容量（液を中に満たしたときの容量）が表示されている。しかしメスフラスコによっては 2 本の標線があるものがある。この場合には E と A の記号が記されており, A が放出容量, E が充満容量を示す。

3) ピペット（図 2-22）

ピペットはホールピペット, メスピペットおよび駒込ピペットに大別でき, 少量の溶液をたやすく, かつ正確に採取するときに使われる。

　a. ホールピペット　図 2-22(a)のように中間部がふくらんでおり, その上部の管のところに標線があり, これは放出容量を示す。一定の液量を正確に採取するときに使われる。使用する場合は清浄な乾燥したピペットを用いるのが原則であるが, もしピペットの内部に水が付着している場合はそのまま使用すると液が希釈されてしまうので外側の水をろ紙

で拭き取り，採取しようとする溶液で内部を3回位洗浄する。これを共洗いという。

〔ホールピペットの扱い方〕（図2-23）

① ピペットの先端を採取しようとする液中に3cm以上入れ，口で液を吸い上げる。
② このとき浅く入れて採取すると空気が入り液を飲み込む場合があるので注意する。
③ ピペットの標線の上2～3cmまで液を吸い上げたら，口を離し手早く人差指の腹でピペットの上端を押える。
④ 標線上の余分な液を放出しメニスカスの底を真横からみて標線に合わせる。
⑤ メニスカスと標線を合わせたら，ピペットを垂直に持ち，押さえの指をわずかに緩めて徐々に流出する。
⑥ 液の流下が終わったらなお約10秒そのままの状態に保ち，最後に残った液は図2-23のようにピペットの先端をガラス壁に付けピペットの上部を人差し指でふさぎピペットのふくらんだ部分を手のひらで握ると中の空気が膨張して液が押し出される。

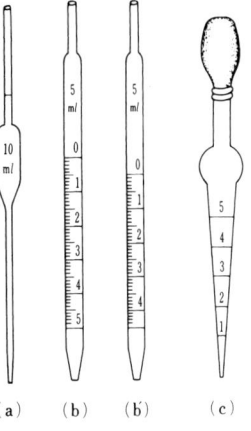

図2-22　ピペットのいろいろ

b. メスピペット　図2-22(b)，(b′)のように目盛りがきざんである。任意の液量を正確に採取するときに使われる。扱い方はホールピペットにほぼ準ずるが，液を全部流出させるのではなく，必要量の目盛りまできたときに，上部をふさいで流出を止め先端をガラス壁に付け，残滴を残さないようにする。なお，(b)の中間目盛りタイプと(b′)先端目盛りタイプの違いは，例えば5mlを採取する場合，目盛り0まで吸引した後，(b)のタイプは5mlの目盛りまで流出させることで5mlになるのに対し，(b′)のタイプは全ての溶液を流出させることで5mlとなることである。よって，あらかじめどちらのタイプであるか確認

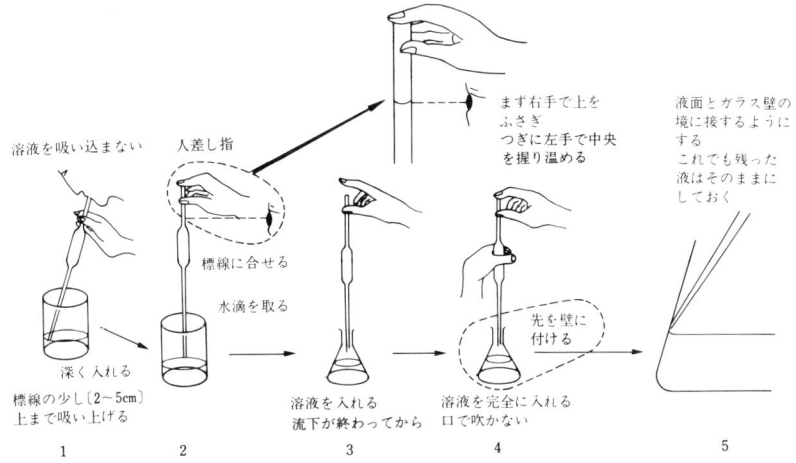

図2-23　ホールピペットの扱い方

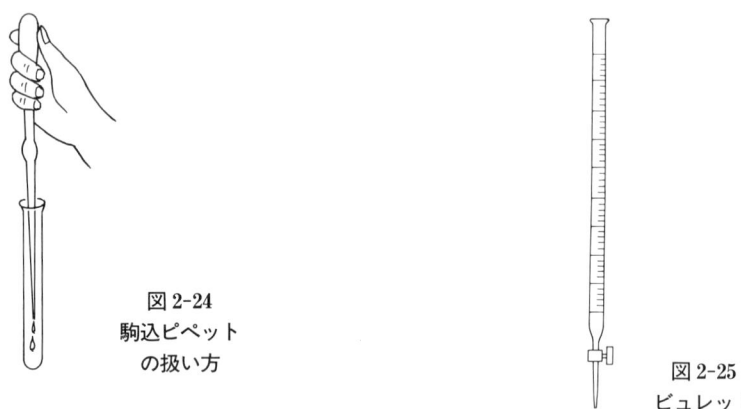

図 2-24
駒込ピペット
の扱い方

図 2-25
ビュレット

の上で使用することが必要である。

 c. 駒込ピペット 図 2-22(c)のように粗い目盛りがきざんである(ないものもある)。ゴム帽付きのものである。口で吸うと危険な溶液の採取やごく大ざっぱに溶液を採取するときに使われる(図 2-24)。

 d. 安全ピペッター 安全ピペッターとは,溶液が有害なものの場合,ピペットによる吸引のときに,誤って口の中に吸い込んでしまうことを防ぐために使用する器具である。安全ピペッターには,様々な形のものがある。ここでは,代表的な二つの安全ピペッターの使用方法を説明する(図 2-27)。

〔安全ピペッターの使い方〕(図 2-26)

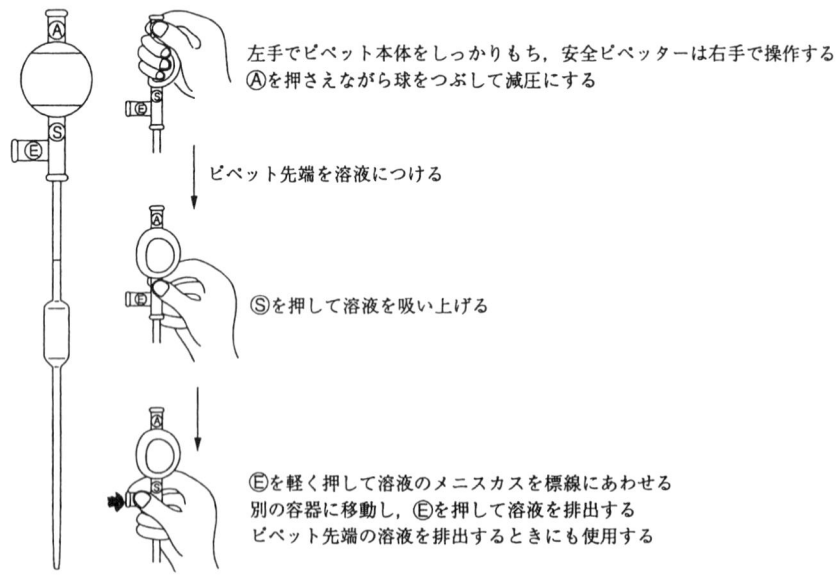

左手でピペット本体をしっかりもち,安全ピペッターは右手で操作する
Ⓐを押さえながら球をつぶして減圧にする

ピペット先端を溶液につける

Ⓢを押して溶液を吸い上げる

Ⓔを軽く押して溶液のメニスカスを標線にあわせる
別の容器に移動し,Ⓔを押して溶液を排出する
ピペット先端の溶液を排出するときにも使用する

図 2-26 安全ピペッターの装着と使用法

(飯田隆ら編,「イラストで見る化学実験の基礎知識(第 2 版)」,丸善(2004))

① 図のように安全ピペッターの一番下の所にピペットを差し込む。

　注意！：必ず**ピペットの根元**を持ってやさしく差し込むこと。根元を持たなかったり，無理に力をかけて差し込もうとすると，ピペットが折れ，手に刺さる・手を切るなどの大ケガにつながる。

② 左手でピペット本体をしっかり保持し，右手で安全ピペッターを操作する。まず，Aの弁を押し安全ピペッターの球の空気を抜く。

③ ピペット先端を溶液につけ，Sの弁を押し，溶液を吸い上げる。

　注意！：溶液を吸い上げる時に，ピペットの先端を採取したい溶液の中に十分浸けておかないと，空気が入り，溶液が勢いよくピペッターの中に溶液を吸い込み，安全ピペッター内を汚染するので注意する。

④ 標線より上まで吸い上げたら，ピペットの先端を溶液面から離し，Eの弁を押して溶液を流し出しながら，標線に液面を合わせる。

⑤ 溶液を移す容器の上にピペットを持ってきて，Eを押して流し出す。

　注意！：溶液を流し出す時に，誤ってSを押すと，ピペッターの中に溶液を吸い込み，安全ピペッター内を汚染するので注意する。

⑥ ピペットの先端に溶液が残る場合は，➡の部分を押すことで排出できる。

〔安全ピペッターの使い方〕（図2-27）

① 図に示したピペット差込口にピペットを差し込む。

　注意！：必ず**ピペットの根元**を持ってやさしく差し込むこと。根元を持たなかったり，無理に力をかけて差し込もうとすると，ピペットが折れ，手に刺さる・手を切るなどの大ケガにつながる。

② 左手でピペット本体をしっかり保持し，右手で安全ピペッターを操作する。ピペット先端を溶液につけ，回転ホイールを時計方向に回すと，プランジャーが上昇し，ピペット中に溶液を吸い上げる。

　注意！：溶液を吸い上げる時に，ピペットの先端を採取したい溶液の中に十分浸けておかないと，空気が入り，溶液が勢いよくピペッターの中に溶液を吸い込み，安全ピペッター内を汚染するので注意する。

③ 標線より上まで吸い上げたら，ピペットの先端を溶液面から離し，回転ホイールを反時計方向に回して標線に液面を合わせる。

④ 溶液を移す容器の上にピペットを持ってきて，回転ホイールを**反時計方向に回して滴下する**。

　注意！：溶液を流し出す時に，誤って回転ホイールを時計方向に回し，ピペッターの中に溶液を吸い込んで安全ピ

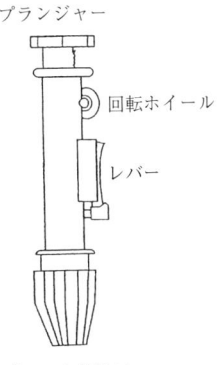

図2-27

ペッター内を汚染することがあるので注意する。
⑤ 安全ピペッター側面のレバーを押すことでも溶液を流出できる。

4) ビュレット　図2-25のように均一な太さのガラス管に目盛りがきざんであり，25, 50 ml 容量のものが最もよく使われ，0.1 ml 毎に目盛りがきざまれている。無色と褐色ガラス製がある。下部にすり合わせのコック付きの流出口を持つガイスラー型が主流である。このほか全容量2 ml のミクロビュレットや自動ビュレットがある。いずれも溶液を滴下して流出容量を正確に測るのに使われる。ガイスラー型を使用するときはコックには多くの場合ワセリン（またはシリコングリス）を塗る。この塗り方は，すり合わせ部の両端にごく薄くワセリンを塗り，回転して滑らかに回るようにする。なお，コックを紛失しないようにタコ糸などを結んでおくとよい。

〔ビュレットの扱い方〕（図2-28）
① 滴定液量で，共洗いを3回程度行う。
② ビュレットスタンドに垂直に固定し，目盛り零点の上部まで液を満す。
③ コックを押しながら回して液を徐々に流出し，液面を零線もしくは適当な目盛りのところでメニスカスを合わせる。
④ 流出口の先端に付いた雫はろ紙またはガラス棒に触れさせて除く。
⑤ 先端やコックのところなどに空気の泡が残っていないようにする。
⑥ 液を流出するときは一定速度で行う。
⑦ 速すぎると内壁に付いて液があとから流下し，目盛りを読むまでに時間をおかないと不正確になる。
⑧ 粘度の低いもの例えば0.1N以下の希薄溶液ならば25 ml の流出に40秒位かけて行うのが適当である。
⑨使用後は充分洗浄後乾燥し，コックには紙をはさんで固着を防ぐ。

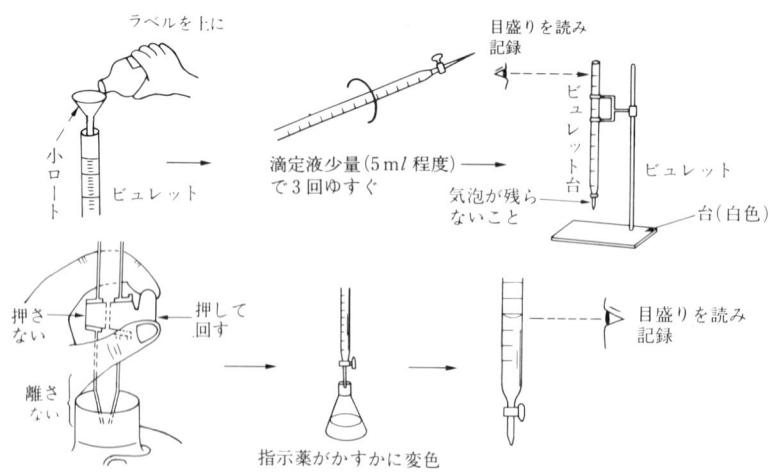

図2-26　ビュレットの扱い方

(4) ガラス器具の洗浄と乾燥

実験用器具を洗浄するには，まず汚れの性質を知らなければならない。それによって洗浄法が異なるからである。汚れは時間とともに取れにくくなるので，使用後できるだけ早く洗浄するように心がけるべきである。洗浄ができない場合でも水で汚れを洗い流しておくとよい。洗浄法はつぎの2つに分けられる。

1) **普通洗浄法** ガラス器具の普通の汚れは，洗剤を付けたブラシなどで外側を洗ってから内側を洗った後，充分水洗し洗剤が残らないようにする。洗剤としてはクレンザー，合成洗剤，セッケン液などがある。ガラス器具に水をかけたとき水をはじくのは洗浄不充分であるので再度洗浄する。ピペット類は水流ポンプまたはピペット洗浄器を用いて洗浄する。

2) **酸化洗浄法** 有機物の汚れや普通洗浄法で落ちにくいピペット内部の汚れ，メスフラスコ，ルツボなどの汚れは，重クロム酸混液（飽和重クロム酸カリウム溶液と濃硫酸を等量混和）に1夜放置後充分水洗する。なお水質汚濁防止法により化学薬品の排水基準が定められているので，最近は重クロム酸混液の代替品として市販されているものが利用されている。ルツボの汚れは濃硝酸または王水（濃硝酸1容に対し濃塩酸3容を混合）を加えて加熱することによって取れる。

〔測容器具の洗い方〕

測容器具は質の悪いクレンザーなどで洗うと傷が付き，狂いの原因になるので注意する。メスフラスコはセッケン液を入れて何回か振り洗い後充分に水洗する。精度の高い実験に用いるときは，さらに重クロム酸混液につけた後水洗する。普通洗浄法で取れないピペット・ビュレットの汚れは，重クロム酸混液槽の中に重クロム酸混液をピペットがかくれるまで満たし，その中に1夜放置後ピペット洗浄器で充分水洗する。

〔水洗後の処置〕

水道水で洗浄した後は必ず純水を通しておくようにする。通常は純水を3回位通すが，

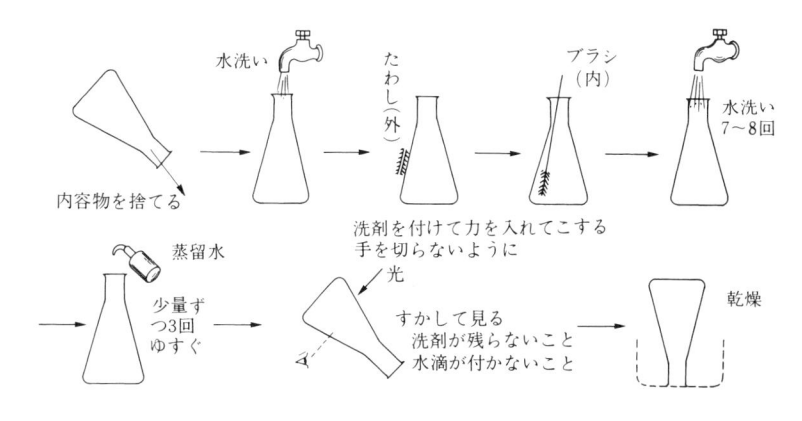

図2-29 ガラス器具の洗浄と乾燥

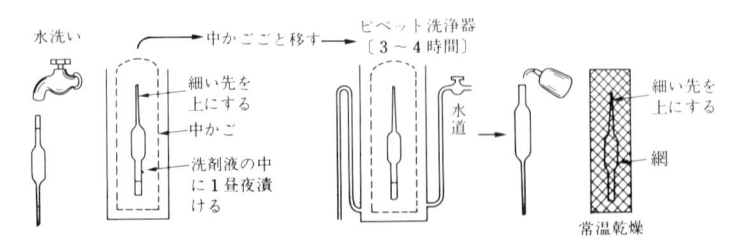

図 2-30 ピペットの洗浄と乾燥

この場合用いる純水の量よりも通す回数を多くした方がよい。つまり，30 mlの純水を1回通したときとこれを3回に分けて通したときを比べるにあたり，器具に付いている不純物をA，器具に付着して残る純水の量を1 ml とすると

1回通しは $A \times \dfrac{1}{30} = \dfrac{A}{30}$

3回通しは $A \times \dfrac{1}{10} \times \dfrac{1}{10} \times \dfrac{1}{10} = \dfrac{A}{1000}$ （ただし，毎回完全に溶解して均一濃度になったものとみなす）

の不純物が残ることとなって同じ量の純水を通しても通す回数の多いほど洗浄効果が高まる。これは沈殿物などの洗浄にもいえるので心にとめておくのがよい。

〔ガラス器具の乾燥〕

乾燥方法には自然乾燥のほか有機溶剤による方法とがあり適宜使い分ける。

① 自然乾燥　　測容器具は加熱乾燥を避け自然乾燥による。純水を通したピペットは水をよく切って，ピペット立てに逆さに立てる。ビュレットはコックの間に小片の紙をはさんでおくか，コックをはずしてビュレットスタンドに逆さに立てる。試験管は試験管立に同様に逆さに立てる。フラスコ，ビーカー，メスシリンダー，メスフラスコなどは目の粗い金網の付いた台を用い，頸の長いものはその中に突きさし，ビーカーなどはその上にのせておく。いずれの場合もほこりのたたない所に置くようにする。

② 加熱乾燥　　器具を速やかに乾燥したいときは電気定温乾燥器を用いて乾燥する。乾燥器の温度は105〜110℃位としその中に30〜60分間ガラス器具を入れて乾燥させる。このときにガラス質の厚いものをぬれたまま入れたり，加熱されている器具の上にぬれた器具をのせると，膨張して割れる恐れもあるので注意する。

③ 薬剤による乾燥　　ピペットなどの測容器具を速やかに乾燥したいときには純水を通した後水流ポンプでアルコールを少量通し，ついでエーテルを通し，しばらく通気していると短時間で乾燥できる。この他アセトンを用いてもよい。しかしこれらは特別のとき以外は使わない方がよい。

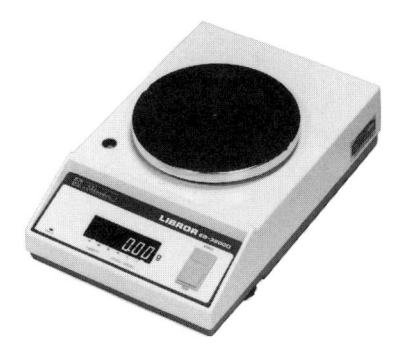

図 2-31 電子上皿天秤（簡易型）

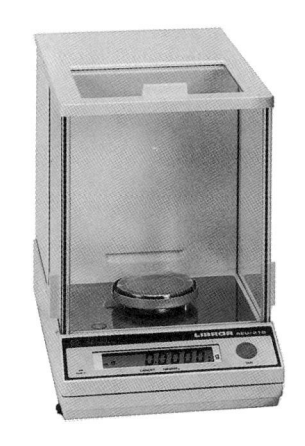

図 2-32 電子分析天秤（精密型）

2-2 天秤の種類とその秤量操作

化学実験において物質の目方（質量）を測定すること（秤量）は操作の基本であり、また最も重要なことの1つである。その目的によっていろいろなはかりが使われており、これらを天秤と称している。上皿天秤、電子天秤などがあるが、ここでは電子天秤について述べる。なお、質量と重量とは厳密には異なるが通常同意義に使用されている。天秤の測定において、安全で正確に測りえる最大質量をその天秤の秤量といい、最少質量を感量という。

電子天秤（図 2-31, 32）

機械的に壊れやすいところもなく、風袋の除去がボタンを押すのみで簡単にでき、短時間に簡便に測定できるという特長を持つ。通常は、電子上皿天秤（感量：0.1 ないし 0.01 g）および電子分析天秤（感量：0.0001 g）が使われるが、その使い方は同じである。感度自動校正機能を装備したものや比較のための基準分銅内蔵形のものもあるが、ないときはときどきチェックする必要がある。

〔電子分析天秤の使用法〕

1) 零点の調整

① 水準器によって天秤が水平に置かれているかを確認する。

② 電源を入れる。

③ 天秤を作動状態にし、ディスプレイの数字が0であることを確認する。

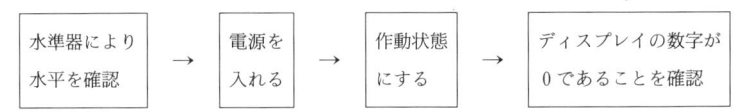

水準器により水平を確認 → 電源を入れる → 作動状態にする → ディスプレイの数字が0であることを確認

2) 秤量操作

① 秤量物を秤量皿の中央に静かにのせ、秤量室のガラスとびらを閉める。

② ディスプレイ上の数値が静止したならば，秤量値を読み取る。
③ 秤量室のガラスとびらを静かに開けて，秤量物を秤量皿からおろす。
④ 電源を切る。

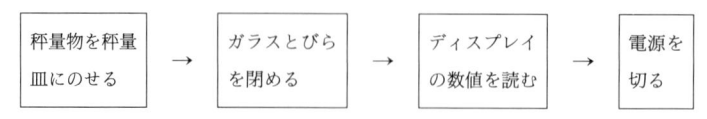

秤量物を秤量皿にのせる → ガラスとびらを閉める → ディスプレイの数値を読む → 電源を切る

3) 風袋除去

　秤量皿の上に空の容器をのせ，コントロール・バーもしくは RE-ZERO ボタンを押すと，ディスプレイの表示が 0 に変わる。この操作を風袋除去という。種々の異なる成分などを次々に同一容器内に秤取する場合には，各成分を秤取するたびに風袋除去を行うと，そのつぎの秤量を 0 値から始めることができる。

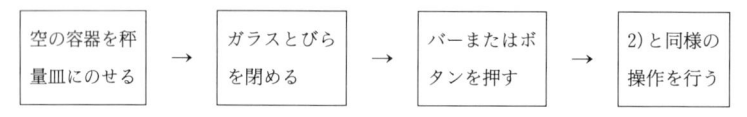

空の容器を秤量皿にのせる → ガラスとびらを閉める → バーまたはボタンを押す → 2)と同様の操作を行う

3 定性分析と定量分析

3-1　分析を始めるにあたって

　化学の実験を大きく分けると分析と合成である。そのうちでも食品の実験はほとんどが分析でしめられている。分析とは「あるものの中にある物質が含まれているかいないか，また含まれているとすればどれだけ含まれているか」を確認することを目的としている。食品の栄養価値を知るためにはまず各栄養素がどの位含まれているかを知る必要がある。そのためには分析という手段によらなければならない。分析のうちで，ある特定の元素や基，あるいは特定な化合物の存在の有無だけを知る目的で行われるものを定性分析といい，それらの成分の含有量を測定する分析操作を定量分析という。また分析操作をそのスケールによって分類すると，常量分析，半微量分析，微量分析，痕跡分析に区別され，取り扱う対象が有機物か無機物かにより有機分析，無機分析などという。

3-2　定性分析

　定性分析は数量的にあまり細かく気を配る必要はないが，少量の試料についてある成分の有無やその性質を確実に判定しなければならない。操作は通常試験管内で行い，その結果は呈色や，沈殿の生成などによって判定する。

3-3　定量分析

　物質の量を測定するには自然科学のあらゆる手段——物理的，化学的，生物学的方法が

利用される。物質のそなえる特性を活用して定量する方法を分類するとつぎの通りである。
① 重量分析法　　重量の測定による方法
　　沈殿法，揮発法，抽出法，電気分解法，燃焼法
② 容量分析法　　容積を測定する方法
　　滴定法　　1)中和滴定法，2)酸化還元滴定法，3)キレート滴定法，4)沈殿滴定法
　　ガス分析法
③ 物理化学的分析法（機器分析法）　　物質の物理化学的性質を利用しての定量法
i) 測光分析法：光学的特性を利用する方法
　　吸光光度法，発光分光法，X線分光法，ラマンスペクトル法
ii) 起電力分析法：電気化学的特性を利用する方法
　　ポーラログラフ法
iii) 放射分析法：放射能を利用する方法
　　同位体希釈法，放射化法
iv) クロマトグラフィー：吸着・分配を利用する方法
④ 生物学的分析法　　生物を利用する方法
　　以上の分類はかなり便宜的なもので，はっきりと分類のワクに納まらないものも少なくないが，このように概観してみると，物質の定量には自然科学のあらゆる方法が利用されていることがわかる。

3-3-1　重量分析法

重量分析法とは与えられた試料中の定量しようとする成分を単体または純粋な一定組成の化合物として分離し，これを秤量として，求めようとする成分の含有率を求める分析法である。

重量分析法は分離操作の違いによりつぎの5種に大別される。
① 沈殿法　　試料液に試薬を加えて組成の一定な化合物を沈殿させ，その重量を測定して成分の量を計算によって求める。
② 揮発法　　加熱により目的成分を揮発させて加熱前と加熱後との重量差から目的成分の含有率を決定する。〈例〉　食品中の水分定量
③ 抽出法　　溶剤を用いて目的成分のみか，あるいは目的成分以外のものを抽出して抽出物を秤量して含有率を求める。〈例〉　食品中の脂質定量
④ 電気分解法　電気分解によって単体を析出させてそれを秤量して含有率を求める。
⑤ 燃焼法　　試料を燃焼させ，残った物質や燃焼によって減少した重量を秤量して求める。〈例〉　食品中の灰分定量

結晶硫酸銅中の結晶水定量

結晶硫酸銅 $CuSO_4 \cdot 5H_2O$ は青色結晶であるが，加熱することにより結晶水は結晶から離れ，さらに加熱すると水だけ蒸発して，水を含まない金属化合物である，白色粉末の無水硫酸銅となる。

$$CuSO_4 \cdot 5H_2O \longrightarrow CuSO_4 + 5H_2O \uparrow$$

$$CuSO_4 \cdot 5H_2O \longrightarrow CuSO_4 \cdot 3H_2O \longrightarrow CuSO_4 \cdot H_2O \longrightarrow CuSO_4$$

重量分析の揮発法の1つとして結晶硫酸銅の結晶水の定量を述べる。

【器　具】
① 電気定温乾燥器　　自動温度調節装置により器内温度を60～150℃の間で±1℃の幅で一定にすることができるもの（図3-1）。
② デシケーター　シリカゲルを乾燥剤として用いる。
③ アルミ皿

【試　料】
結晶硫酸銅（$CuSO_4 \cdot 5H_2O$）　1級

【操　作】

A. アルミ皿の恒量測定

① アルミ皿を秤量後，105～110℃に調節してある電気定温器に入れ1～2時間乾燥する。
② 乾燥後デシケーターに移し30分間放冷する。
③ 天秤でアルミ皿を精秤する。
④ ①項と同様に再び乾燥器に入れ，1時間加熱乾燥する。
⑤ 乾燥後，アルミ皿をデシケーターに入れ30分間放冷する。
⑥ 天秤で精秤する。
⑦ 前後の秤量値の差が0.3mg以下になるまで乾燥―放冷―秤量と④～⑥項の操作を繰り返す。最後の秤量値 W_1 g を恒量とする。

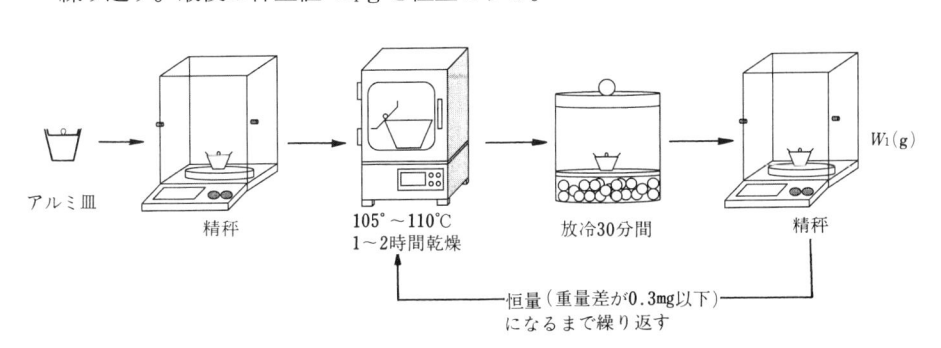

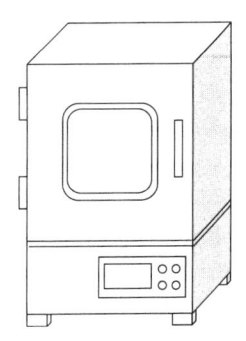

図3-1　電気定温乾燥機

B. 結晶硫酸銅中の結晶水測定

① 電子天秤を用いて試料1gをアルミ皿と共に精秤しその重量 W_2 g とする。
 〔試料秤取量 $S = W_2 - W_1$〕
② 105～110℃に調節した乾燥器に入れて1～2時間乾燥する。
③ 乾燥後デシケーターに移し30分間放冷する。
④ 電子天秤で精秤する。
⑤ 精秤した重量 W_3 が恒量（重量差が0.3mg以下）になるまで②～④を繰り返す。

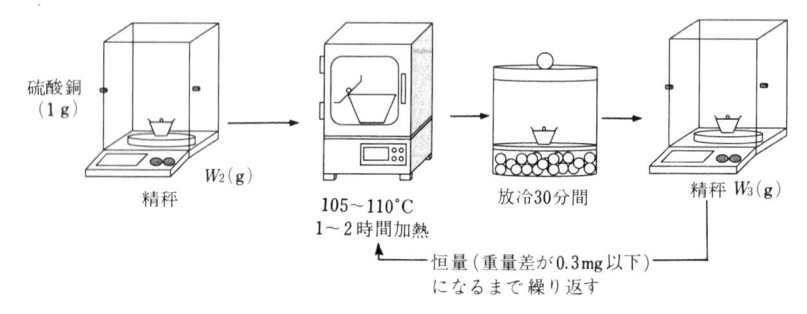

硫酸銅
(1g)
精秤　W_2(g)
105～110℃
1～2時間加熱
放冷30分間
精秤　W_3(g)
恒量（重量差が0.3mg以下）になるまで繰り返す

||||||【結果算出法】||||||

結晶硫酸銅中の結晶水量は，次式によって算出する。

$$結晶水含量(\%) = \frac{水分量}{試料秤取量} \times 100 = \frac{W_2 - W_3}{S} \times 100$$

W_1：アルミ皿の恒量 (g)
W_2：乾燥前の重量（アルミ皿＋試料）(g)
W_3：乾燥後の恒量 (g)
S：試料秤取量 (g)　($S = W_2 - W_1$)

3-3-2　容量分析法

　容量分析法とは容量を測定する方法で前述の通り滴定法とガス分析法とがある。滴定法は定量しようとする成分を含む試料溶液に既知濃度の適当な試薬溶液（標準溶液）を作用させて，反応が完了するまでに消費した容量を測定し，その当量関係を利用し，求める成分の含有量を算出する方法である。従って，どちらかの溶液の濃度が正しくわかっている標準溶液でなければならない。この標準溶液の濃度を正しく定める操作を標定といい，溶液を滴下して一方の溶液の濃度を正しく求める操作を滴定という。滴定では理論的な反応の終結点を**当量点**といい，実験的に定められた反応の終結点を滴定の**終点**という。滴定の終点を知るため，反応が終わった点で溶液の色がはっきりと変化するような指示薬を用い

る。

　滴定法には　1)中和滴定法，2)酸化還元滴定法，3)キレート滴定法，4)沈殿滴定法がある。ガス分析法は反応を通じてガスを発生させ，そのガス量を測定する方法でアミノ態窒素を測定するときのバン・スライク法などがある。

1) 中和滴定法

　中和滴定法とは酸や塩基あるいは塩の溶液の正しい濃度や純度を決定する場合や，そのそれぞれを定量するのに，中和反応を利用した滴定法である。中和とは酸の有する H^+ と塩基の有する OH^- とが反応して H_2O となる反応である。すなわち

$$H^+ + OH^- \rightarrow H_2O$$

この反応の終点において，水素イオン濃度が急激に変化するので，そのときの水素イオン濃度によって変色する指示薬を用いることにより，反応の終了点を正確に知ることができる。

　すなわち，N 規定の酸溶液 V (ml) が，N' 規定の塩基溶液 V' (ml) と中和するとき，酸と塩基の反応するグラム当量数は等しいことから

$$N \times \frac{V}{1000} = N' \times \frac{V'}{1000} \quad \therefore \quad NV = N'V'$$

の関係式が成り立つ。従って一方の溶液の濃度が正確にわかれば滴定値からもう一方の溶液中の溶質量を求めることができる。

A. 中和の指示薬　　溶液の pH の変動に応じて特定の pH 範囲内で色相を変化させる有機色素で中和滴定の当量点を簡便に知ることができ，この目的に用いられる色素を中和の指示薬という。

　中和の指示薬の色相変化が認められる pH の幅を一般に**変色範囲**または**変色域**といい，この幅の狭いものほどわずかの pH の変動で急激な色相の変化を呈する。

　中和の指示薬がその変色域の酸性側の pH 値より小さい pH のとき呈する色を酸性色，塩基性側の pH より大きいとき呈する色を塩基性色という。中和の指示薬は (p.36) の通りである (表 3-1)。

B. 標準溶液　　酸の標準溶液として一般に用いられるものは，塩酸，硫酸があり，塩基の標準溶液としては水酸化ナトリウム溶液がある。

　酸の標準溶液の濃度を正確に求めるには，無水炭酸ナトリウムを用い，塩基の場合はシュウ酸がよく用いられる。標準物質の 1 グラム当量はつぎの通りである (表 3-2)。

C. pH の測定と中和曲線　　pH は水素イオン指数ともいい，

$$pH = -\log [H^+] \ (mol/l)$$

の式によって定義される値である。溶液中の水素イオン濃度 (H^+) を $10^{-x} mol/l$ というかたちで表した場合の X が pH 値である。

表 3-1 中和指示薬の調製法および変色域(1)

指示薬	変色域	溶液の調製方法
メタニルイエロー	赤　1.2〜2.3　黄	0.10 g＋水（→ 100 ml）
チモールブルー（酸性側）	赤　1.2〜2.8　黄	0.10 g＋エチルアルコール（95容量%）20 ml＋水（→ 100 ml）
トロペオリンOO	赤　1.3〜3.2　黄	1.0 g＋水（→ 100 ml）
2,6-ジニトロフェノール	無色　2.4〜4.0　黄	0.10 g＋エチルアルコール（95容量%）50 ml＋水（→ 100 ml）
メチルイエロー	赤　2.9〜4.0　黄	0.10 g＋エチルアルコール（95容量%）90 ml＋水（→ 100 ml）
ブロモフェノールブルー	赤　3.0〜4.6　青紫	0.10 g＋エチルアルコール（95容量%）20 ml＋水（→ 100 ml）
メチルオレンジ	赤　3.1〜4.4　橙黄	0.10 g＋水（→ 100 ml）
コンゴーレッド	青紫　3.0〜5.0　赤橙	0.10 g＋水（→ 100 ml）
アリザリンS	黄　3.7〜5.2　橙赤	0.10 g＋水（→ 100 ml）
ブロモクレゾールグリーン	黄　3.8〜5.4　青	0.04 g＋エチルアルコール（95容量%）20 ml＋水（→ 100 ml）
2,5-ジニトロフェノール	無色　4.0〜5.8　黄	0.10 g＋エチルアルコール（95容量%）20 ml＋水（→ 100 ml）
メチルレッド	赤　4.2〜6.3　黄	0.20 g＋エチルアルコール（95容量%）90 ml＋水（→ 100 ml）
ラクモイド	赤　4.4〜6.6　青	0.50 g＋エチルアルコール（95容量%）90 ml＋水（→ 100 ml）
p-ニトロフェノール	無色　5.0〜7.6　黄	0.20 g＋水（→ 100 ml）
ブロモクレゾールパープル	黄　5.2〜6.8　青紫	0.05 g＋エチルアルコール（95容量%）20 ml＋水（→ 100 ml）
クロルフェノールレッド	黄　5.0〜6.6　赤	0.10 g＋エチルアルコール（95容量%）20 ml＋水（→ 100 ml）
ブロモチモールブルー	黄　6.0〜7.6　青	0.10 g＋エチルアルコール（95容量%）20 ml＋水（→ 100 ml）
フェノールレッド	黄　6.8〜8.4　赤	0.10 g＋エチルアルコール（95容量%）20 ml＋水（→ 100 ml）
ニュートラルレッド	赤　6.8〜8.0　黄	0.10 g＋エチルアルコール（95容量%）70 ml＋水（→ 100 ml）
ロゾール酸	橙色　6.8〜8.0　紫赤	1.0 g＋エチルアルコール（95容量%）50 ml＋水（→ 100 ml）
クレゾールレッド	黄　7.2〜8.8　赤	0.10 g＋エチルアルコール（95容量%）20 ml＋水（→ 100 ml）
クルクミン	黄　7.4〜8.6　赤褐	0.10 g＋エチルアルコール（95容量%）（→ 100 ml）
チモールブルー（アルカリ性側）	黄　8.0〜9.6　青	0.10 g＋エチルアルコール（95容量%）20 ml＋水（→ 100 ml）
フェノールフタレイン	無色　8.3〜10.0　紅	1.0 g＋エチルアルコール（95容量%）90 ml＋水（→ 100 ml） 0.10 g＋エチルアルコール（95容量%）90 ml＋水（→ 100 ml）

表3-1 中和指示薬の調製法および変色域(2)

指示薬	変色域	溶液の調製方法
o-クレゾールフタレイン	無色 8.2〜9.8 紅	0.10g＋エチルアルコール (95容量%) 90ml＋水 (→100ml)
チモールフタレイン	無色 9.3〜10.5 青	0.10g＋エチルアルコール (95容量%) 90ml＋水 (→100ml)
アリザリンイエローGG	黄 10.0〜12.0 褐黄	0.10g＋水 (→100ml)
トロペオリンO	黄 11.0〜13.0 橙褐	0.10g＋水 (→100ml)
ニトラミン	黄 11.0〜13.0 橙褐	0.10g＋エチルアルコール (95容量%) 90ml＋水 (→100ml)
ポアリエブルーC4B	青 11.0〜13.0 赤	0.20g＋水 (→100ml)

表3-2 標準物質の1グラム当量

化学式	1モル	当量数	1グラム当量
HCl	36.46 g	1	36.46 g
H_2SO_4	98.08 g	2	49.04 g
$C_2O_4H_2 \cdot 2H_2O$	126.064 g	2	63.032 g
NaOH	40.01 g	1	40.01 g
Na_2CO_3	105.99 g	2	53.00 g

　pHは水素イオン濃度を測定すれば計算が可能であるが，実際には，溶質の電離度，イオン強度などに影響され，水素イオン濃度の正確な実測は困難である。そこで実用上，この基準として0.05mol/l フタル酸塩水溶液の15℃におけるpHを4.00と定めている。

　現在，化学実験においてpHの実測は，① ガラス電極を使用したpHメーター (図3-2) を使用する方法，② ある特定の水素イオン濃度の範囲で呈色，褪色あるいは変色する性質を持った化合物の溶液 (中和指示薬，表3-1)，あるいは中和指示薬をろ紙に吸着させたpH試験紙 (表3-3) を用いて行う方法が用いられている。一般に②の方法は水溶液のおおよその値を知る場合に用いられることが多く，正確な値を測定する場合や緩衝液の調製などには①のpHメーターを使用する方法が用いられている。

i) ガラス電極pHメーターを用いたpHの測定

　pHメーターに用いている電極は，図3-3に示すような構造で，特殊な成分のガラス薄膜からなるガラス電極と銀—塩化銀からなる比較電極の組合わせで，その電極間の電圧 (起電力) を測定している。最近では最下部に示したような，温度を測定してこの影響を補正している温度測定センサーとガラス電極，比較電極を組合わせた複合電極が用いられることが多い。

　ガラス電極は先端が非常に薄いガラス膜でできており，衝撃に弱く壊れやすい。この電

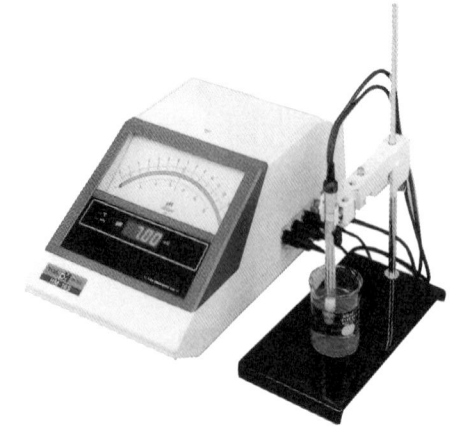

図 3-2　pH メーター

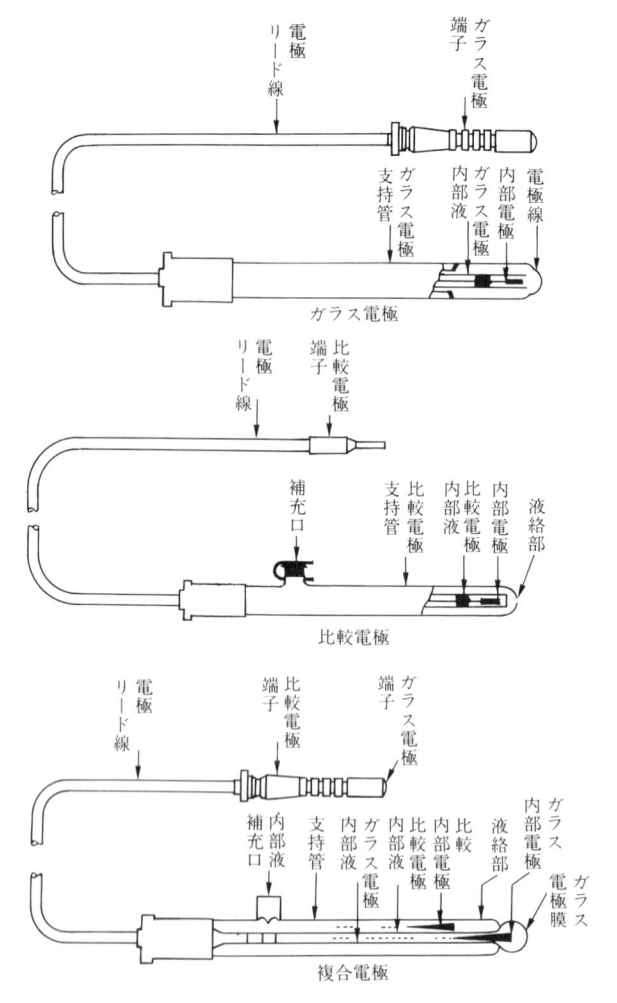

図 3-3　pH メーターの電極

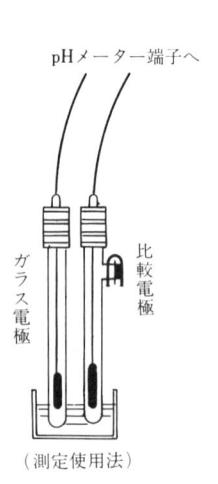

ガラス電極，比較電極を一体化したpH測定用複合電極

表 3-3 pH 試験紙の変色域

品　　名	略号	変色域	品　　名	略号	変色域
クレゾールレッド	CR	0.0～ 2.4 6.0～ 9.3	ブロモクレゾール パープル	BCP	5.2～ 7.6
チモールブルー	TB	1.0～ 3.4 7.6～10.0	ブロモチモールブルー	BTB	5.8～ 8.2
ブロモフェノールブルー	BPB	2.4～ 4.8	フェノールレッド	PR	0.0～ 2.0 6.2～ 8.6
フェノールブルー	PB	2.8～ 5.8	アリザリンイエロー	AZY	9.6～12.4
フェノールパープル	PP	3.4～ 6.4	アゾブルー	AZB	10.0～12.4
ヨードフェノールブルー	IPB	3.2～ 5.6	ボイラーブルー	POB	10.6～13.4
ブロモクレゾール グリーン	BCG	3.6～ 6.0	アルカリブルー	ALB	10.6～14.0
クロールフェノール レッド	CPR	4.6～ 7.0	ユニバーサル	UNIV	1.0～12.0
メチルレッド	MR	5.0～ 7.4			

　極膜部分は乾燥させると応答が遅くなり，正確に測定できなくなることがある。このため，使用しないときは，電極膜のある先端部分を水に浸した状態で保存する。また，この部分はガラスでできているため強アルカリによって侵されやすく，アルカリ性側で pH 11 以上の測定には使用しない方がよい。

　pH メーターは測定の前に pH 標準液を用いて補正することが必要である（表 3-4）。このための標準液には pH 4, 7, 9 の 3 種類があり，市販されている。通常，電極を pH 7 (pH 6.86) の標準液に漬け，目盛りを合わせ，つぎに測定しようとする溶液が酸性の場合は pH 4 (pH 4.01)，アルカリ性の場合は pH 9 (pH 9.18) の標準液に漬け目盛りを合わせる。使用後は，電極を蒸留水を用いてよく洗浄し，先端の電極膜部分を蒸留水に漬けた状態にしておく。現在の pH メーターは，標準液に浸すと，自動的に補正するものが多い。

表 3-4 pH 標準液の名称と組成（JIS）および pH 値（25℃）

名　　称	組　　成	pH (25℃)
シュウ酸塩標準溶液	0.05 M 二シュウ酸三水素カリウム ($KH_3(C_2O_4)_2 \cdot 2H_2O$) 水溶液	1.68
フタル酸塩標準溶液	0.05 M フタル酸水素カリウム ($C_6H_4(COOK)(COOH)$) 水溶液	4.01
中性リン酸塩標準溶液	0.025 M リン酸二水素カリウム（KH_2PO_4） 0.025 M リン酸一水素二ナトリウム（Na_2HPO_4）水溶液	6.86
ホウ酸塩標準溶液	0.01 M 四ホウ酸二ナトリウム （$Na_2B_4O_7$）水溶液	9.18
炭酸塩標準溶液	0.025 M 炭酸水素ナトリウム（$NaHCO_3$） 0.025 M 炭酸ナトリウム（Na_2CO_3）水溶液	10.02

ii) 中和曲線の作成

　酸，塩基の溶液を混合していく過程（中和滴定）で，pH の変化をグラフにしたものが中和曲線（滴定曲線）である。酸塩基の種類によって中和曲線は異なり，特に当量点付近における pH の変化については，酸塩基の強弱（電離度）や中和反応によって生じた塩の加水分解，共通イオンの影響によってかなり異なってくる。ここでは pH の変化を pH メーターを用いて測定し，中和曲線を作成するとともに，指示薬の変色点を確認し，曲線から求めた中和点と指示薬の変色から求めた中和点とを比較する。

強酸と強塩基の中和曲線

【試　薬】
① 0.1 N 水酸化ナトリウム（NaOH）標準溶液
② 0.1 N 塩酸（HCl）
③ 指示薬 0.1％ メチルレッド溶液

【操　作】
① ビュレットに 0.1 N 水酸化ナトリウム（NaOH）標準溶液を入れる。
② 0.1 N 塩酸（HCl）溶液 25 ml をホールピペットで 100 ml 容ビーカーに取り，指示薬を 2，3 滴加える。
③ ビーカーに回転子を入れ，マグネチックスターラーで静かに撹拌する。
④ pH メーターを作動させ，電極をビーカー内に挿入する。このとき電極が回転子やビーカーの底，側面に当たって破損しないよう十分注意する。
⑤ 電極を挿入したら 30 秒後に pH 値を読み取る。
⑥ ビュレットから 0.1 N 水酸化ナトリウム（NaOH）標準溶液の一定量を滴下していき，そのつど pH 値を測定する。滴下は，初めのうちは 1〜2 ml ずつ，当量点に近づくにつれ添加量を少なくし 0.1〜0.2 ml ずつ滴下していく。また指示薬の変色状態を観察する。

弱酸と強塩基の中和曲線

【試　薬】
① 0.1 N 水酸化ナトリウム（NaOH）標準溶液
② 0.1 N 酢酸（CH$_3$COOH）
③ 指示薬 0.1％ フェノールフタレイン溶液

【操　作】
① ビュレットに 0.1 N 水酸化ナトリウム（NaOH）標準溶液を入れる。

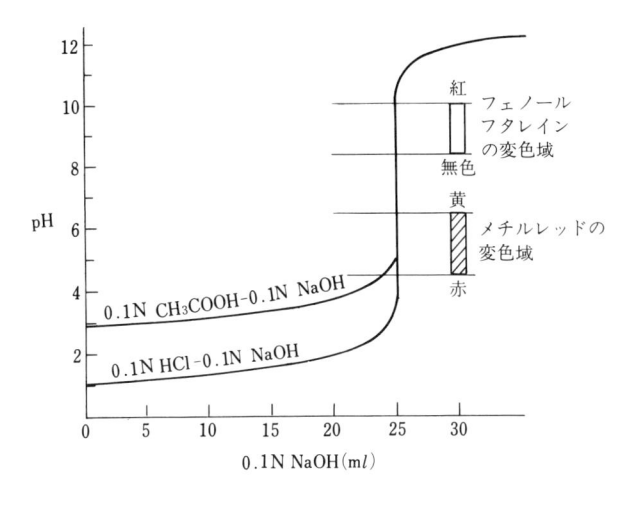

図 3-4 中和曲線の例

② 0.1 N 酢酸（CH_3COOH）溶液 25 ml をホールピペットで 100 ml 容ビーカーに取り，指示薬を 2，3 滴加える。
③ 「強酸と強塩基の中和曲線」の【操作】③以下と同様に操作する。

0.1 N 塩酸溶液の作成と標定

||||||||【作　成】||||||||
　市販の特級 HCl 9 ml をメートルグラスで採取して半ば純水を満した 1 l のメスフラスコに入れ純水で定容する。この溶液の正確な濃度は炭酸ナトリウム（Na_2CO_3）を用いて求める。

$$Na_2CO_3 + 2\,HCl \rightarrow 2\,NaCl + H_2O + CO_2$$

　高純度の炭酸ナトリウム（Na_2CO_3）（日本工業規格標準試薬 99.98％）約 7 g を磁製ルツボに秤取して，電気炉（260～270℃）で約 20 分間加熱した後デシケーター中で放冷する。この中から 5.3 g 前後を秤量びんを用いて化学天秤で精秤する（無水炭酸ナトリウム（Na_2CO_3）は吸湿性であるから，秤量びんは手早く蓋をして秤量すること）。これをビーカーにあけ純水で溶解し 1 l のメスフラスコに定量的に移し，最後に純水を追加し溶液のメニスカス（半月形面）の最下端をメスフラスコの標線に一致させた後，メスフラスコに栓をし内容物が均一になるようよく混合する。正確な濃度を算出しておく。

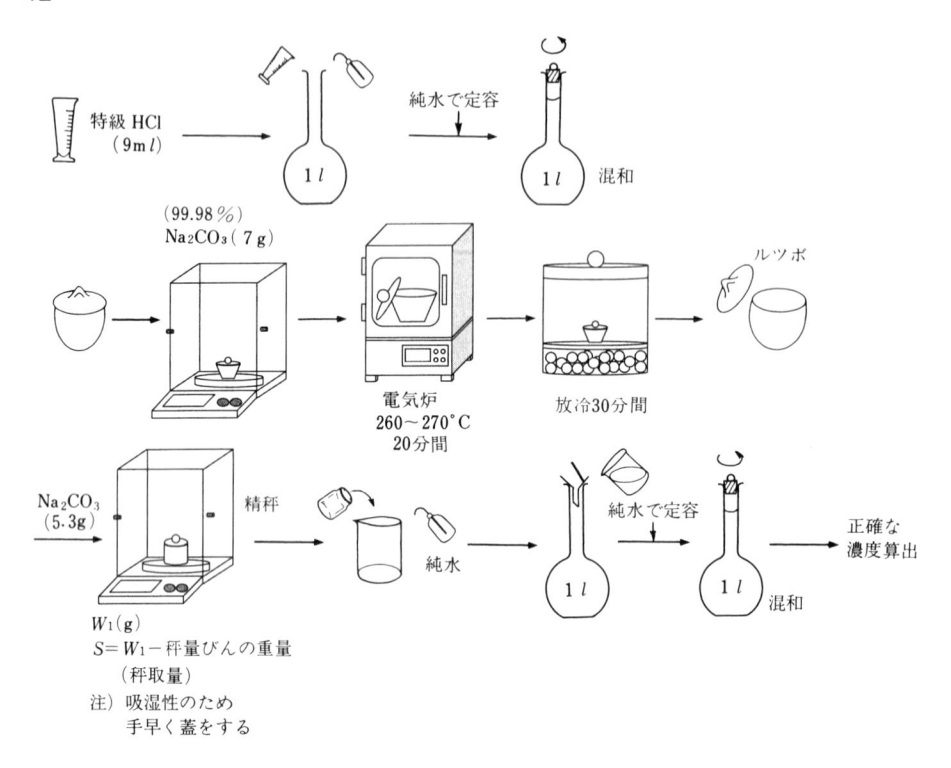

【結果算出法】

[例]

Na₂CO₃ 秤取量　　　5.3326 g　　よって $\dfrac{5.3326}{52.994}=0.100626$

Na₂CO₃ 1グラム当量　52.994 g　　　　　　　　　　　　≒ 0.10063（グラム当量）

　この場合の Na₂CO₃ 溶液 1 l 中に Na₂CO₃ 0.10063 グラム当量を含むから，この溶液の濃度は 0.10063 N である。この場合 0.1 N × 1.0063 とし，この 1.0063 を規定度係数，力価または補正係数といい，F または f で表わす。

$$\text{規定度係数} = \dfrac{\text{真の規定度}}{\text{目的の規定度}}$$

【標　定】

① 0.1 N 炭酸ナトリウム標準溶液 25 ml をホールピペットで正確に採取して，三角フラスコに採取する。

② 指示薬として 0.2％ メチルオレンジ 2 滴を加える。

③ ビュレットから 0.1 N 塩酸溶液を滴下し，初め黄色であった液が黄橙色になった時点で塩酸の滴下を中止し，少量の純水で三角フラスコの上壁に付いた液を洗い落とし，かつ炭酸ガスの気泡がなくなるまで振とうする。

④ セラミックス付金網の上に三角フラスコをのせ，約3分間静かに煮沸して炭酸ガスを全部除く。

⑤ 冷却後初めのように黄色になったら再び塩酸溶液を半滴または1滴加え，色相の変化を観察し，もし黄橙色を呈したならば④の操作を行う。

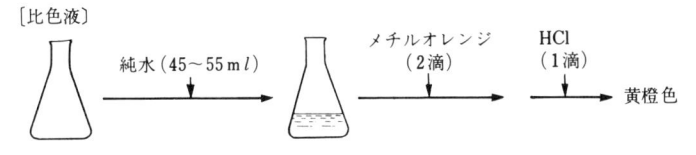

⑥ 冷却しても黄色とならず黄橙色を呈したならば，それが終点である。滴定を3回行い，その平均値を塩酸の滴定値とし，塩酸の濃度を算出する。

注) 終点の黄橙色については，三角フラスコに純水 45〜55 ml を入れ，メチルオレンジ2滴を加え塩酸溶液1滴を加えた比色液を作って比較するとよい。

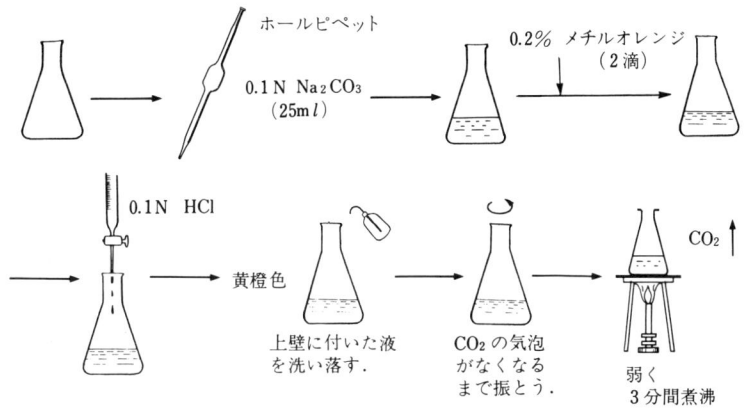

||||||||【結果算出法】||||||||

> すでに学んだように次の関係がなりたつ。
>
> (酸の濃度) × (酸の容量) = (塩基の濃度) × (塩基の容量)
> $N \times V = N' \times V'$

塩酸溶液の濃度 xN，$0.1N$ 炭酸ナトリウム溶液 $25.00\,\mathrm{m}l\,(F=1.0063)$ に対して滴定に要した塩酸溶液 $24.35\,\mathrm{m}l$ であったならば

$$x \times 24.35 = 0.1 \times 1.0063 \times 25.00$$
$$\therefore\ x = \frac{0.1 \times 1.0063 \times 25.00}{24.35} = 0.10331\ (N)$$

すなわち，塩酸溶液の濃度は $0.10331N$ となる。

しかし，塩酸溶液は $0.1N$ を目標として作成したのであるから，$0.1N$ をもとにして濃度を次のように表わす方法もあり，よく用いられる。

$$0.10331N = 0.1N \times 1.0331$$

$$F = 1.0331\quad または\quad f = 1.0331$$

0.1N 水酸化ナトリウム溶液の作成と標定

酸の濃度を測定するときは，塩基性水溶液での中和滴定により求める方法が一般的である。塩基性水溶液としては，水酸化ナトリウム水溶液を用いる。水酸化ナトリウムは潮解性があり，また空気中の CO_2 を吸収して，表面には炭酸ナトリウムが存在するため，精秤しても正確な質量は測定できない。よって，シュウ酸を用いた中和滴定で水酸化ナトリウム水溶液の濃度を決定する。

||||||||【作　成】||||||||

市販の棒状または粒状の水酸化ナトリウム（NaOH）4.1g を電子天秤でビーカーを用いて手早く秤取し，水酸化ナトリウム（NaOH）の表面を覆っている白色の炭酸ナトリウム（Na_2CO_3）を手早く水洗して除く。つぎに純水を少量入れ溶解するときの発熱を利用して溶解し，室温になるまで冷却し，$1l$ のメスフラスコに定量的に移し純水で定容する。

　　注）　水酸化ナトリウム（NaOH）は空気中で溶解し，また二酸化炭素（CO_2）を吸収して炭酸ナトリウム（Na_2OH_3）を作るから手早く操作しなければならない。また溶解に用いる水は，あらかじめ加熱して二酸化炭素（CO_2）を除く。

||||||||【標　定】||||||||

0.1N シュウ酸標準溶液による方法

$$2\,NaOH + C_2O_4H_2 \rightarrow C_2O_4Na_2 + 2\,H_2O$$

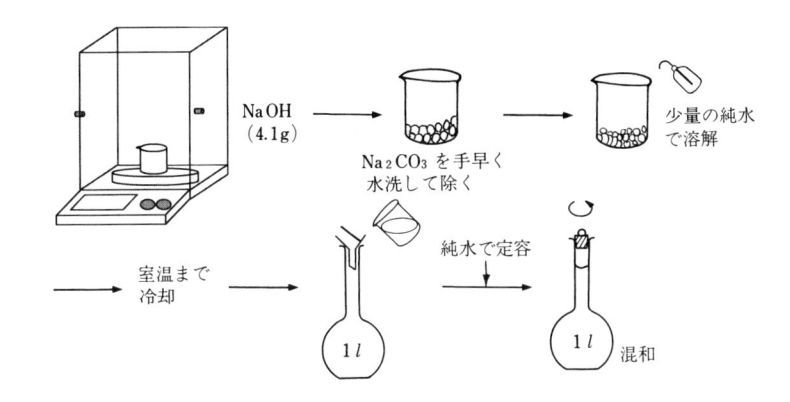

0.1 N シュウ酸標準溶液の作成：市販の特級シュウ酸結晶約 6.3 g ($C_2O_4H_2 \cdot 2H_2O$ 1 グラム当量 63.032 g)を秤量びんを用いて化学天秤で精秤する。これをビーカーにあけ約 100 ml の純水で溶解し(秤量びん内壁に付着している微粉も全てビーカー内に流し入れ，撹拌棒を使用しながら完全に溶解する)，1 l のメスフラスコに定量的に移し標線まで純水を入れ，栓をしてよく混和する。

======【結果算出法】======

> シュウ酸標準溶液の濃度および規定度係数の求め方
>   シュウ酸の秤取量：6.3000 g
>   シュウ酸の1グラム当量：63.032 g　　この場合のグラム当量 = $\frac{6.3000}{63.032}$ = 0.099949
>
> すなわち，このシュウ酸溶液 1 l 中にはシュウ酸 0.099949 グラム当量を含むからこの濃度は 0.099949 N であり，規定度係数は $\left(\frac{0.099949}{0.1}\right)$ = 0.9995 である。

======【操　作】======

① 0.1 N シュウ酸標準溶液 25 ml を正確に三角フラスコに採取する。

② 指示薬として 1％ フェノールフタレイン溶液 2 滴を加える。

③ ビュレットから 0.1 N 水酸化ナトリウム溶液を滴下し，絶えず変色に注意し，30 秒間微紅色が消失しない点を終点とする。滴定を 3 回行い，その平均値を水酸化ナトリウム溶液の滴定値とし，水酸化ナトリウム溶液の濃度を算出する。

秤取量 S(g)

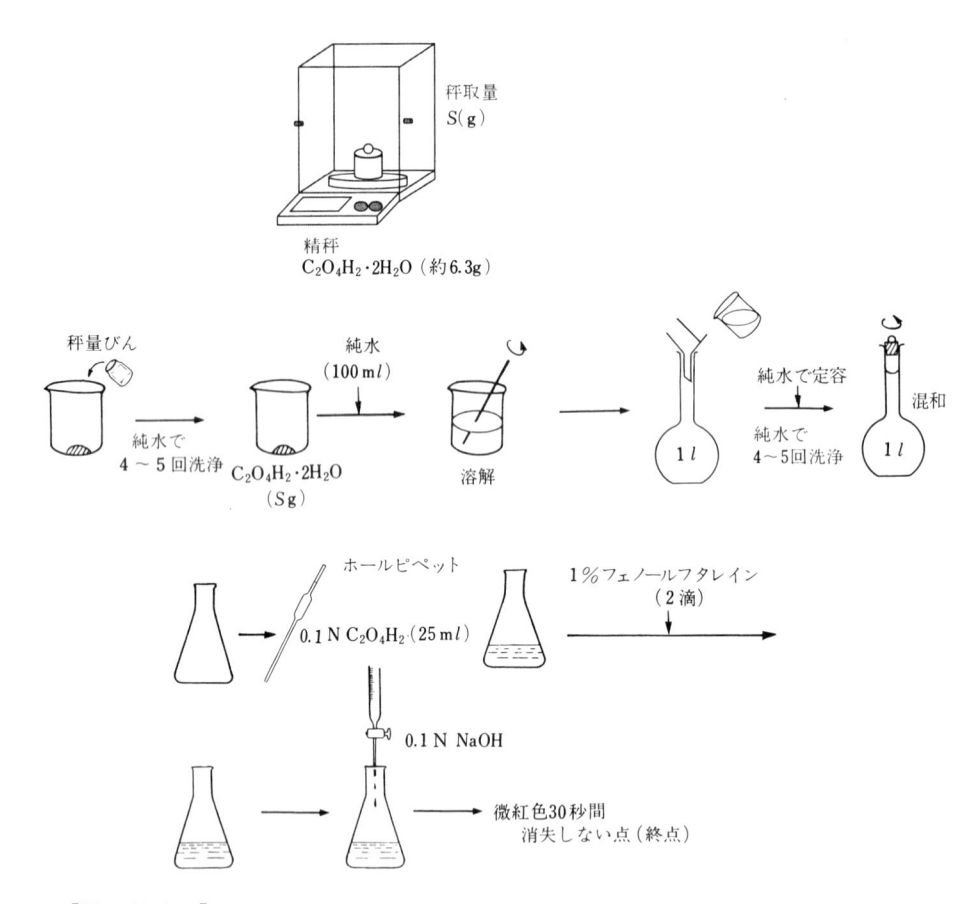

精秤 C₂O₄H₂·2H₂O（約6.3g）

秤量びん → 純水で4〜5回洗浄 → C₂O₄H₂·2H₂O (Sg) → 純水(100mℓ) → 溶解 → 1ℓ 純水で4〜5回洗浄 → 純水で定容 → 1ℓ 混和

ホールピペット
0.1 N C₂O₄H₂ (25mℓ)
1％フェノールフタレイン（2滴）
0.1 N NaOH
微紅色30秒間消失しない点（終点）

######## 【結果算出法】########

$$0.1\,\text{N 水酸化ナトリウム溶液の規定度係数}(F) = \frac{25.00 \times 0.1\,\text{N シュウ酸標準溶液の規定度係数}}{\text{水酸化ナトリウム溶液の滴定値}(\text{m}\ell)}$$

食酢中の酢酸の定量

　今回は，上記方法で濃度決定した水酸化ナトリウム水溶液を用いた中和滴定によって食酢中の酢酸の濃度を決定する。

$$\text{CH}_3\text{COOH} + \text{NaOH} \rightarrow \text{CH}_3\text{COONa} + \text{H}_2\text{O}$$

######## 【試　薬】########

① 0.1 N 水酸化ナトリウム（NaOH）標準溶液（p.42で作成したもの）
② 1％フェノールフタレイン溶液

【試料とその調製】

食酢約 10g を電子天秤で精秤し，これを 100 ml のメスフラスコに定量的に移し標線まで純水を入れ栓をしてよく混合する。

【操　作】

① 希釈食酢 10 ml を正確に三角フラスコに採取する。
② 指示薬として 1% フェノールフタレイン溶液 2 滴を加える。
③ ビュレットから 0.1 N 水酸化ナトリウム標準溶液を滴下し，30 秒間微紅色が消失しない点を終点とする。滴定を 3 回行い，その平均値を求める。

【結果算出法】

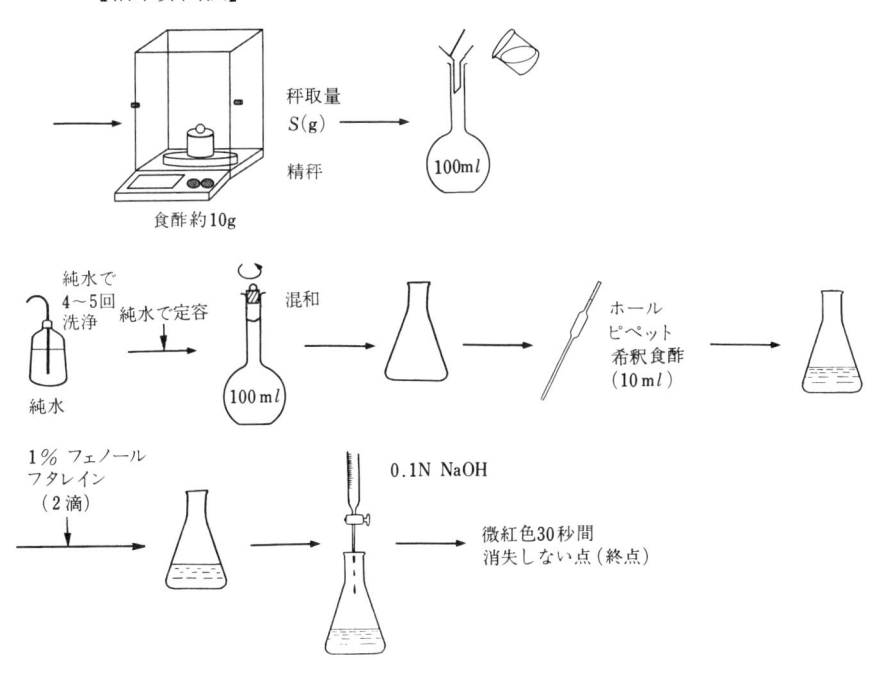

試料中の酢酸量は次式によって算出する。

$$\text{酢酸 (\%)} = 0.0060 \times V \times F_{\text{NaOH}} \times \frac{\text{希釈全液量 (ml)}}{\text{採取液量 (ml)}} \times \frac{100}{S}$$

V：0.1 N 水酸化ナトリウム標準溶液の滴定値 (ml)
F_{NaOH}：0.1 N 水酸化ナトリウム標準溶液の規定度係数
S：試料の秤取量 (g)
0.0060：0.1 N 水酸化ナトリウム標準溶液 1 ml に相当する酢酸のグラム数

$$NaOH + CH_3COOH \rightarrow CH_3COONa + H_2O$$

> ∴ NaOH のグラム当量＝CH_3COOH のグラム当量
>
> NaOH のグラム当量　0.1 N×1000 ml
> ＝CH_3COOH のグラム当量に対応する質量　6.004 g
>
> NaOH のグラム当量　0.1 N×1 ml
> ＝CH_3COOH のグラム当量に対応する質量　6.004 mg

2) 酸化還元滴定法

酸化還元滴定法とは，酸化・還元反応を利用し，酸化剤または還元剤の標準溶液を用いて試料を完全に酸化または還元し，これに要する容量を測定してその物質を定量する方法である。その主な滴定法としては，つぎのようなものがある。

表 3-5 酸化還元滴定法の種類

酸 化 法	還 元 法
過マンガン酸カリウム法	シュウ酸法
重クロム酸カリウム法	塩化スズ法
ヨウ素法	亜ヒ酸法

そのいずれの滴定法も中和滴定法の場合と同じように，N 規定の酸化剤溶液 V (ml) と N' 規定の還元剤溶液 V' (ml) とがちょうど酸化・還元反応を行ったとすると，つぎの関係が成立する。ただし，そのグラム当量数は酸化剤，還元剤としての当量である。

$$N \times \frac{V}{1000} = N' \times \frac{V'}{1000} \quad \therefore \quad NV = N'V'$$

よってどちらかが既知濃度であれば，もう一方の濃度は上記により求めることができる。

A. 酸化剤と還元剤の当量　酸化作用にあずかる酸素 1 グラム当量を含む量を酸化剤 1 当量，また還元作用にあずかる水素 1 グラム当量を含む量を還元剤の 1 当量という。

> $$2\,MnO_4^- + 16\,H^+ + 10\,e^- \xrightarrow{\text{酸性溶液}} 2\,Mn^{2+} + 8\,H_2O$$
>
> 酸化剤としての $KMnO_4$ の 1 グラム当量＝$\dfrac{158.034}{5}$＝31.607 g

この当量は原子価の変化から計算する場合もある。

同じく過マンガン酸カリウムを例にとって説明する。

過マンガン酸カリウムは，酸化反応（酸性溶液）においては，初め過マンガン酸カリウムのマンガンは 7 価であったものが硫酸マンガンとなってマンガンは 2 価となる。つまり $Mn^{7+} \to Mn^{2+}$ となって 5 価だけ原子価が減少したことになる。よって 1 グラム当量は $KMnO_4/5$＝31.607 g となる。

B. 標準溶液　一般によく用いられる酸化剤としての標準溶液には過マンガン酸カリウム（$KMnO_4$），クロム酸カリウム（$K_2Cr_2O_7$），ヨウ素（I_2）の各溶液がある。また還元剤としての標準溶液としては硫酸鉄（$FeSO_4$），チオ硫酸ナトリウム（$Na_2S_2O_3$），シュウ酸ナトリウム（$C_2O_4Na_2$），シュウ酸（$C_2O_4H_2$）の各溶液がある。

0.1 N 過マンガン酸カリウム標準溶液の作成と標定

【作　成】

過マンガン酸カリウム（$KMnO_4$）結晶約 3.3 g を電子天秤で秤取する。約 200 ml の純水に溶解したあと，約 1 週間暗所に放置するか，または約 15 分間静かに煮沸し，2 日間暗所に放置する。これをグラスフィルター（3 G 3）で自然ろ過し，褐色の 1 l のメスフラスコに移し，標線まで純水を入れ，栓をしてよく混合する。

【標　定】

0.1 N シュウ酸標準溶液による方法

$$2\,KMnO_4 + 3\,H_2SO_4 + 5\,C_2O_4H_2 \rightarrow 2\,MnSO_4 + K_2SO_4 + 10\,CO_2 + 8\,H_2O$$

0.1 N シュウ酸標準溶液の作成は p.45 参照のこと。

〈本試験〉

① 0.1 N シュウ酸標準溶液 25 ml を正確に三角フラスコに採取する。
② 純水 75 ml を加える。
③ 希硫酸（1：1）約 10 ml を加える（この場合は指示薬は過マンガン酸カリウムのみが赤紫色であるのでそれ自身の色で終点をみきわめる）。
④ 湯浴中で 60〜70℃ に加温する。
⑤ 褐色ビュレットから過マンガン酸カリウム溶液を滴下し，15 秒間淡紅色が消失しない点を終点とする。

〈空試験〉

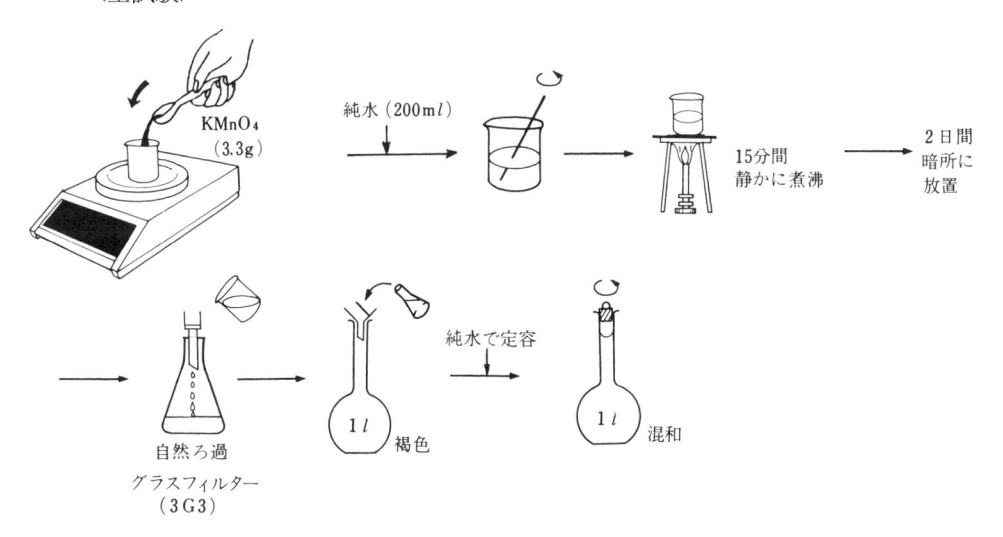

① 純水 100 ml を三角フラスコに採取する。
② 希硫酸（1：1）約 10 ml を加える。
③ 湯浴中で 60〜70℃ に加温する。
④ 褐色ビュレットから過マンガン酸カリウム溶液を滴下し，反応の終点を求める。滴定をそれぞれ 3 回行い，その平均値を滴定値とし，本試験の滴定値から空試験の滴定値を引いた値が真の滴定値となる。

【結果算出法】

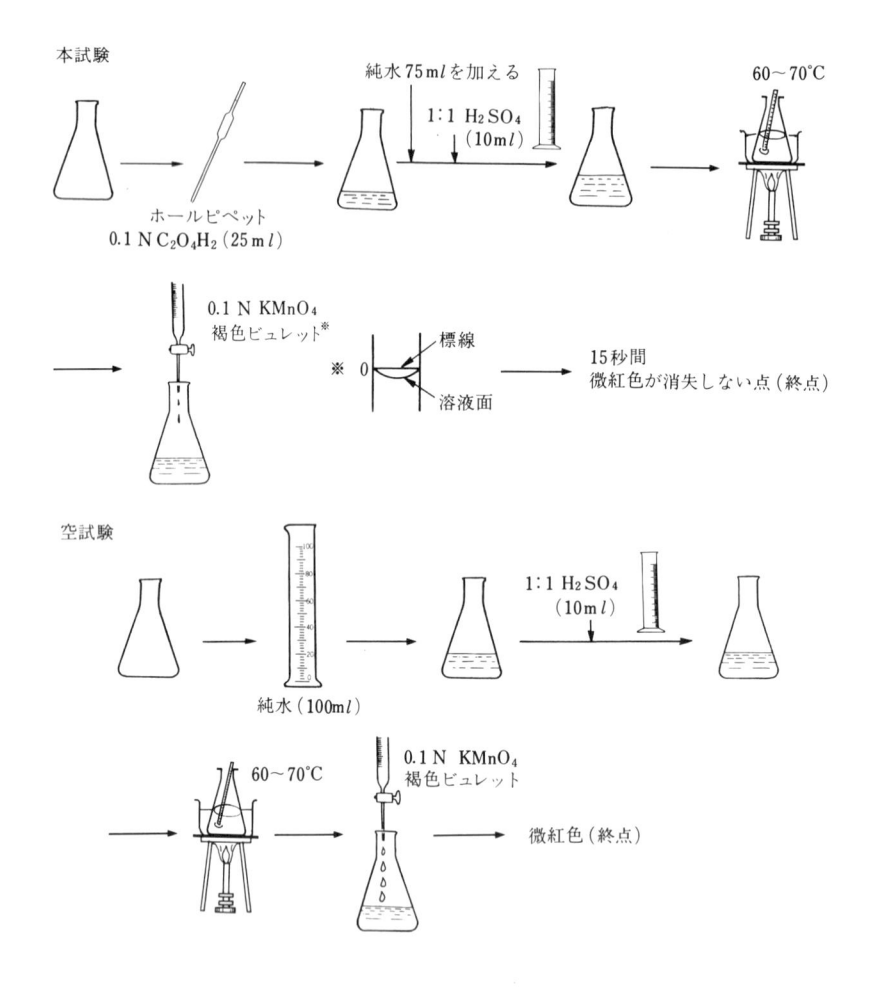

本試験

ホールピペット
0.1 N $C_2O_4H_2$ (25 ml)

純水 75 ml を加える
1:1 H_2SO_4 (10 ml)

60〜70℃

0.1 N $KMnO_4$
褐色ビュレット※

※ 0 標線 溶液面

15 秒間
微紅色が消失しない点（終点）

空試験

純水 (100 ml)

1:1 H_2SO_4 (10 ml)

60〜70℃

0.1 N $KMnO_4$
褐色ビュレット

微紅色（終点）

0.1 N シュウ酸標準溶液の規定度係数　0.9995（p.45 参照）

本試験における 0.1 N 過マンガン酸カリウム溶液の滴定値　24.98 ml
空試験における 0.1 N 過マンガン酸カリウム溶液の滴定値　0.45 ml

とすると，この 0.1 N 過マンガン酸カリウム規定度係数は $NV = N'V'$ の式に代入して

求めると

$$0.1 \times 0.9995 \times 25.00 = 0.1 \times F_{KMnO_4} \times (24.98 - 0.45) \quad \therefore \quad F_{KMnO_4} = 1.0187$$

となる。

硫酸第一鉄アンモニウム中の鉄の定量

酸化還元滴定法の応用操作の1つとして,過マンガン酸カリウムによる硫酸第一鉄アンモニウム中の鉄の定量法を述べる。

鉄イオンは2価と3価があり,この2価の鉄イオンは,過マンガン酸カリウムと酸性溶液中で反応すると3価の鉄イオンになる。

$$5\,Fe^{2+} + MnO_4^- + 8\,H^+ \rightarrow 5\,Fe^{3+} + Mn^{2+} + 4\,H_2O$$

鉄の原子価は上昇し,他方マンガンの原子価は+7 → +2 と減少する。よって過マンガン酸カリウムは酸化剤として働いたことになる。

【試 薬】

① 0.1 N 過マンガン酸カリウム($KMnO_4$)標準溶液
② 希硫酸(H_2SO_4)(1:1)

【試料溶液の調製】

あらかじめ精秤してある秤量びんで硫酸第一鉄アンモニウム($Fe(NH_4)_2(SO_4)_2$)約 1 g 前後を精秤する。これを希硫酸(H_2SO_4) 5 ml を加えた純水 95 ml 中にあけて溶解する。250 ml のメスフラスコに定量的に移し,標線まで純水を入れ,栓をしてよく混合する。

【操 作】

〈本試験〉

① 硫酸第一鉄アンモニウム溶液 25 ml を正確に三角フラスコに採取し,純水 75 ml を加える。
② 褐色ビュレットから 0.1 N 過マンガン酸カリウム標準溶液を滴下し,淡紅色を呈した点を終点とする。

$$2\,KMnO_4 + 10\,FeSO_4(NH_4)_2SO_4 + 8\,H_2SO_4$$
$$\rightarrow K_2SO_4 + 2\,MnSO_4 + 10\,(NH_4)_2SO_4 + 5\,Fe_2(SO_4)_3 + 8\,H_2O$$

〈空試験〉

① 純水 95 ml と希硫酸 5 ml を三角フラスコに採取する。
② 褐色ビュレットから 0.1 N 過マンガン酸カリウム標準溶液を滴下し終点を求める。滴定をそれぞれ3回行い,その平均値を滴定値とし,本試験の滴定値から空試験の滴定値を引いた値が真の滴定値となる。

S(g)
(秤取量)
精秤 FeSO₄(NH₄)₂SO₄
約1g

希 H₂SO₄
(5ml)

純水
95ml

純水で定容
純水で
4〜5回
洗浄

250ml → 250ml 混和

本試験

ホールピペット
FeSO₄(NH₄)₂SO₄
(25ml)

純水 75ml

0.1N KMnO₄
褐色ビュレット

→ 淡紅色
(終点)

空試験

純水
(95ml)

希 H₂SO₄
(5ml)

0.1N KMnO₄
褐色ビュレット

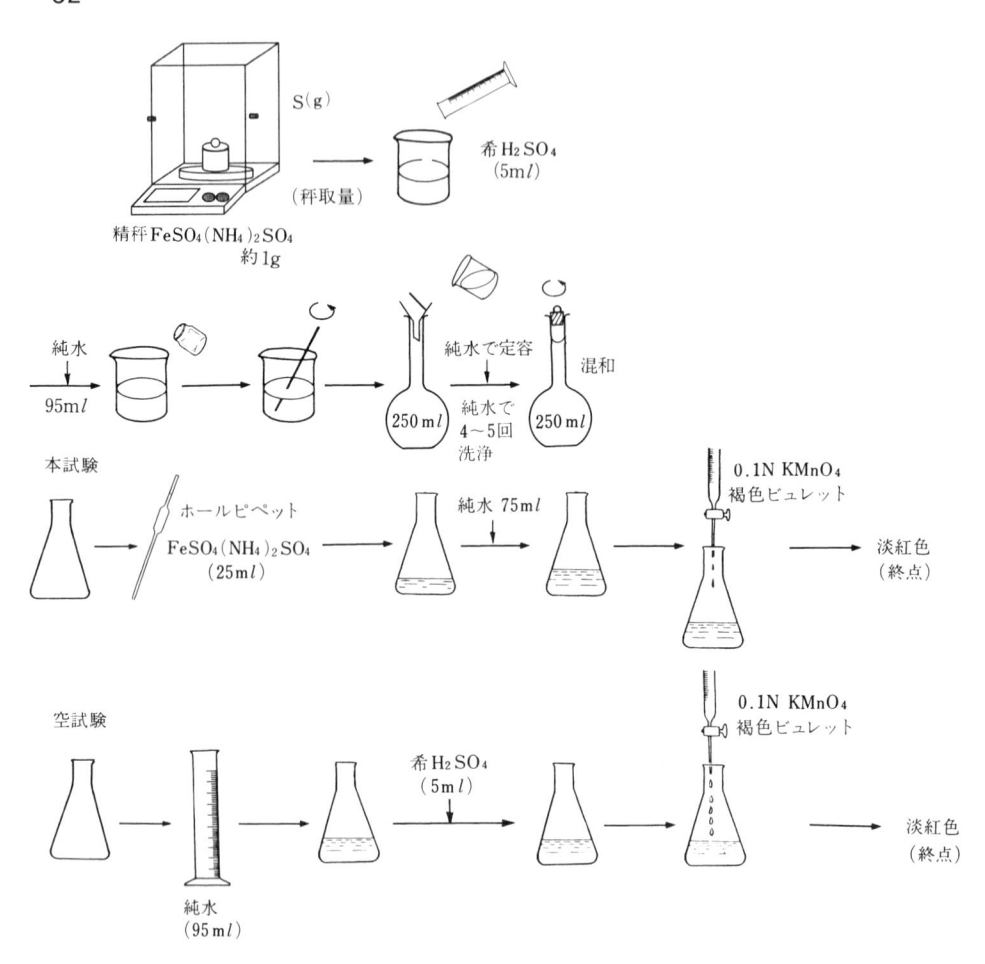

→ 淡紅色
(終点)

【結果算出法】

硫酸第一鉄アンモニウムの純度と鉄量は次式によって算出する。

$Fe(NH_4)_2(SO_4)_2 \cdot 6H_2O$ （分子量＝392.13）と $KMnO_4$ の反応式をみると

$$FeSO_4(NH_4)_2SO_4 \cdot 6H_2O \text{ の純度}(\%) = 0.039213 \times (A-B) F_{KMnO4} \times \frac{250}{25.00} \times \frac{100}{S}$$

$$Fe \text{ の含有率}(\%) = 0.005585 \times (A-B) \times F_{KMnO4} \times \frac{\text{希釈全液量(ml)}}{\text{採取液量(ml)}} \times \frac{100}{S}$$

$KMnO_4$ のグラム当量＝$Fe(NH_4)_2(SO_4)_2$ のグラム当量

$KMnO_4$ のモル数×2＝$Fe(NH_4)_2(SO_4)_2$ のモル数×10

1/5 $KMnO_4$ のモル数＝$Fe(NH_4)_2(SO_4)_2$ のモル数（分子量 392.13）

Fe の 1 グラム当量＝55.85g

よって，$KMnO_4$　0.1N×1000ml

　　　＝$Fe(NH_4)_2(SO_4)_2$ のグラム当量に対応する質量　39.213g

　　　　　　　　＝Feのグラム当量に対応する質量　5.585g
　　KMnO₄　0.1N×1ml
　　　　　　　　＝Fe(NH₄)₂(SO₄)₂のグラム当量に対応する質量　39.213mg
　　　　　　　　＝Feのグラム当量に対応する質量　5.585mg
　　A：本試験における0.1N過マンガン酸カリウム標準溶液の滴定値（ml）
　　B：空試験における0.1N過マンガン酸カリウム標準溶液の滴定値（ml）
　　F_{KMnO4}：0.1N過マンガン酸カリウム標準溶液の規定度係数
　　S：試料秤取量（g）

3) キレート滴定法

　金属イオンにこれと結合して安定な錯塩を形成するような試薬を作用させるときに生ずる配位化合物のうち，特に多座配位化合物をキレート化合物といい，これは中心の金属イオンが外側の有機化合物によってあたかも"かに"のはさみではさまれたような錯塩である。

　このキレート化合物の生成反応は金属イオンによって特定のpH域において定量的に進行する。この性質を利用して，キレート化合物を生成するキレート試薬を標準溶液とし，溶液中に存在する金属イオンを滴定によって定量する方法をキレート滴定という。キレート試薬が金属イオンと反応するとき，ほとんどの場合，金属イオンとキレート試薬の比は1モル：1モルで反応する。

$$\begin{array}{c}
\text{NaOOCH}_2\text{C} \diagdown \diagup \text{CH}_2\text{COONa} \\
 \text{N}-\text{CH}_2-\text{CH}_2-\text{N} + \text{M} \\
\text{HOOCH}_2\text{C} \diagup \diagdown \text{CH}_2\text{COOH}
\end{array}$$

（エチレン・ジアミン四酢酸二ナトリウム）　金属イオン

キレート試薬

$$\longrightarrow \begin{array}{c}
\text{NaOOCH}_2\text{C} \diagdown \diagup \text{CH}_2\text{COONa} \\
\text{N}-\text{CH}_2-\text{CH}_2-\text{N} \\
\text{H}_2\text{C} \diagdown \text{M} \diagup \text{CH}_2 + 2\text{H}^+\\
\text{O}=\text{C}-\text{O} \text{O}-\text{C}=\text{O}
\end{array}$$

キレート化合物

　A．キレート試薬　　キレート滴定に用いられるキレート試薬は，エチレンジアミン四酢酸（EDTA）のナトリウム塩が最もよく用いられているが，この他ニトリロ三酢酸（NTA）やシクロヘキサンジアミン（C_yDTA）も用いられる。

　B．金属指示薬　　遊離の金属イオンの有無によって変色する色素を用いて反応の終点を確認し，金属の存在によって変色するので金属指示薬といわれる。

　C．いんぺい剤　　溶液内に滴定の対象金属イオン以外の他の金属イオンが存在して妨害が考えられるときは，適当ないんぺい剤を用いて，妨害金属を無色可溶性の安定な錯塩としていんぺいし，対象金属だけを滴定する。いんぺい剤としてはシアン化カリウム，フッ化アンモニウム，チオ硫酸ナトリウムなどが用いられる。

表 3-6　金属指示薬

指　示　薬　名	対象金属イオン	使用 pH	変色	調　製　法
エリオクロムブラック (EBT)	Mg^{2+}, Ca^{2+}, Se^{3+}, Y^{3+}, 希土類, Mn^{2+}, Zn^{2+}, Cd^{2+}, Hg^{2+}, Ga^{3+}, In^{3+}, Pb^{2+}, Al^{3+}, Fe^{2+}, Fe^{3+}, Ti^{4+}, Co^{2+}, Ni^{2+}, Cu^{2+}, 白金鉄	7～10	赤→青	FBT 0.5g＋塩酸ヒドロキシアミン 4.5g を無水アルコールに溶解して 100ml とする。
1-(2-ヒドロキシ-4-スルホ-1-ナフチルアゾ)-2-ヒドロキシ-3-ナフトエ酸 (NN)	Ca^{2+}	12	赤紫→青	NN 粉末 1g と硫酸カリウム 100g を乳鉢で粉砕混合する。褐色びんに保存する。
フタレインコンプレキソン (PC)	Ca^{2+}	10～11	ピンク→淡紅	PC 0.18g にナフトールグリーン 0.02g 加え濃アンモニア数滴でこれらを溶解し水で約 100ml とする。

0.01M エチレンジアミン四酢酸二ナトリウム——標準溶液の作成と標定

【作　成】

特級エチレンジアミン四酢酸二ナトリウム（EDTANa$_2$）約 5g を電気定温乾燥器（80～85℃）中で 5～6 時間乾燥し，デシケーター中で放冷する。乾燥エチレンジアミン四酢酸（EDTANa$_2$）約 3.7g をあらかじめ秤量びんに秤取し，ビーカーにあけ純水で溶解し，1l のメスフラスコに定量的に移し標線まで純水を入れ，栓をしてよく混合する。

【標　定】

0.01M 炭酸カルシウム標準溶液による方法

炭酸カルシウム標準溶液の調製：分析用炭酸カルシウム（CaCO$_3$）を電気定温乾燥器（105～110℃）中で 2～3 時間乾燥し，デシケーター中で放冷する。乾燥炭酸カルシウム（CaCO$_3$）約 0.1g を秤量びんに精秤し，ビーカーにあけ純水 20ml を加え，2N 塩酸（HCl）1ml を少しずつ加え，加熱して二酸化炭素（CO$_2$）を除く。ついで 100ml のメスフラスコに定量的に移し，標線まで純水を入れ，栓をしてよく混合する。

【操　作】

① 0.01M 炭酸カルシウム標準溶液 20ml を正確に三角フラスコに採取する。
② 純水 30ml を加え，8N 水酸化カリウム容液 4ml を加える（約 pH 13）。
③ 指示薬として 1-(2-ヒドロキシ-4-スルホ-1-ナフチルアゾ)-2-ヒドロキシ-3-ナフトエ酸（NN）粉末約 0.1g を加える。
④ ビュレットから 0.01M エチレンジアミン四酢酸二ナトリウム（EDTANa$_2$）溶液を滴下し，赤紫色から青色に変わった点を終点とする。滴定は 3 回行い，その平均値を滴定値とする。

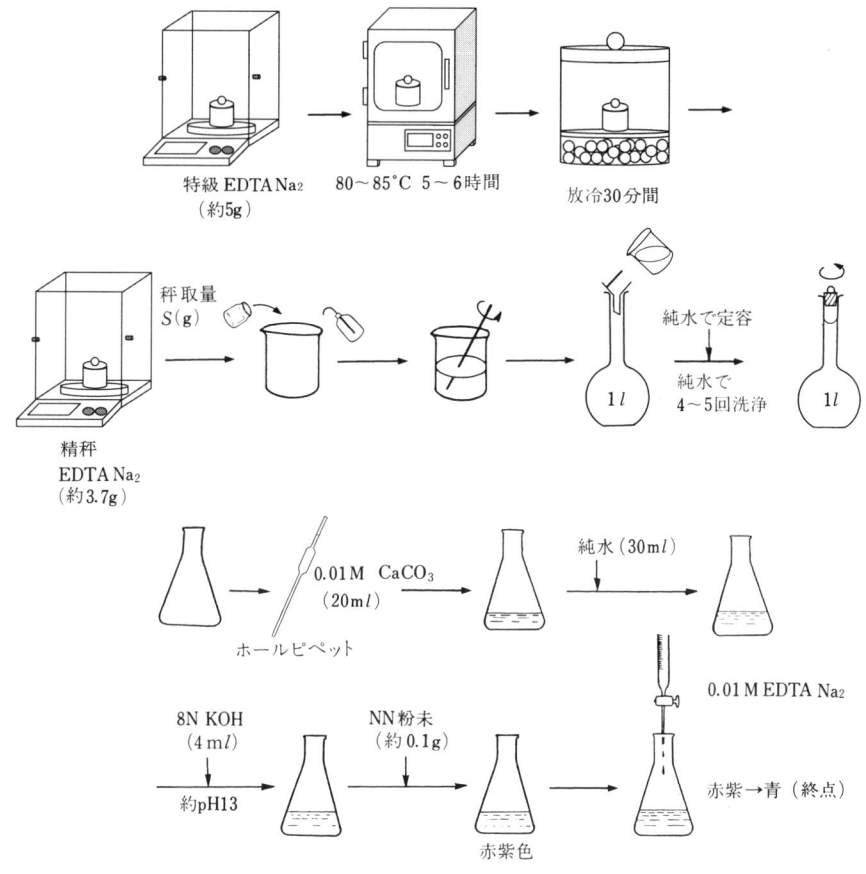

特級 EDTA Na₂（約5g）→ 80〜85℃ 5〜6時間 → 放冷30分間 →

精秤 EDTA Na₂（約3.7g） 秤取量 S(g) → → → 1ℓ 純水で定容 純水で4〜5回洗浄 → 1ℓ

ホールピペット 0.01M CaCO₃（20mℓ）→ 純水（30mℓ）→

8N KOH（4mℓ） 約pH13 → NN粉末（約0.1g）赤紫色 → 0.01M EDTA Na₂ 赤紫→青（終点）

【結果算出法】

EDTANa₂ 1モルはCa 1モルに対応するから次式で計算する。

$$0.01\text{M 炭酸カルシウム溶液のモル濃度係数}(F) = \frac{\text{炭酸カルシウム秤取量}}{0.1001}$$

0.01M EDTANa₂ 溶液のモル濃度係数 (F)

$$= \frac{0.01\text{M 炭酸カルシウム標準溶液のモル濃度係数} \times 20.00(\text{m}\ell)}{\text{EDTANa}_2 \text{滴定値}(\text{m}\ell)}$$

$$\text{モル濃度係数} = \frac{\text{真のモル濃度}}{\text{目的のモル濃度}}$$

水の硬度測定

キレート滴定法の応用操作の1つとして水の硬度測定，すなわち Ca^{2+}，Mg^{2+} の濃度を求める方法を述べる。

水の硬度はその中に含まれる Ca^{2+} と Mg^{2+} 量に対応する炭酸カルシウムの ppm に換算

して表され，この硬度には全硬度（$Ca^{2+}+Mg^{2+}$），カルシウム硬度（Ca^{2+}），マグネシウム硬度（Mg^{2+}）がある。

【試　薬】

① 塩化アンモニウム-アンモニア（NH_4Cl-NH_4OH）緩衝液：塩化アンモニウム（NH_4Cl）167.5 g をアンモニア水（NH_4OH）570 ml に溶解し純水で全量を 1 l とした後，よく密栓して保存する。

② エリオクロムブラック T 指示薬：EBT 0.5 g をメチルアルコール 100 ml に溶解した後，褐色びんに密栓して保存する。

③ 10％シアン化カリウム（KCN）溶液

④ NN 指示薬：表 3-6 参照（p.54）。

⑤ 水酸化カリウム（KOH）溶液：水酸化カリウム（KOH）225 g を純水に溶解し 500 ml とし，ポリエチレンびんに保存する。

⑥ 10％塩酸ヒドロキシルアミン（$HONH_3Cl$）溶液

⑦ 0.01 M エチレンジアミン四酢酸二ナトリウム（$EDTANa_2$）溶液

【操　作】

i) 全硬度測定

① 検水 50 ml を正確に三角フラスコに採取する。
　注) 検水に濁りがあるときはあらかじめろ過しておく。

② 10％シアン化カリウム溶液(注)を数滴加える。

③ 塩化アンモニウム-アンモニア緩衝液 1 ml を加える。

④ EBT 指示薬 1〜2 滴を加える。

⑤ ビュレットから 0.01 M $EDTANa_2$ 溶液を滴下し，溶液の赤味が消えた点を終点とする。
　注) シアン化カリウム（毒物）の取り扱いに注意すること。

ii) カルシウム硬度測定

① 検水 50 ml を正確に三角フラスコに採取する。

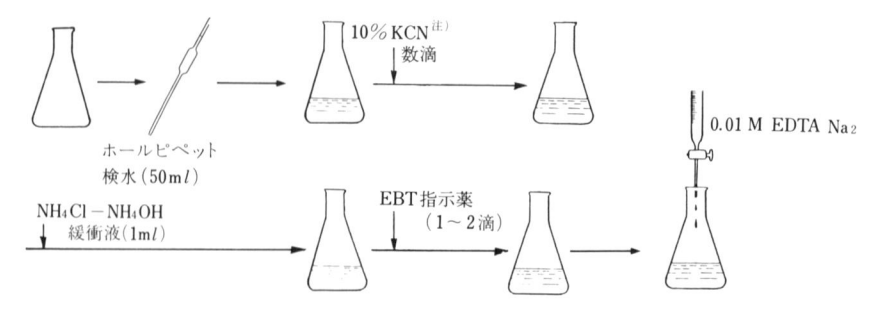

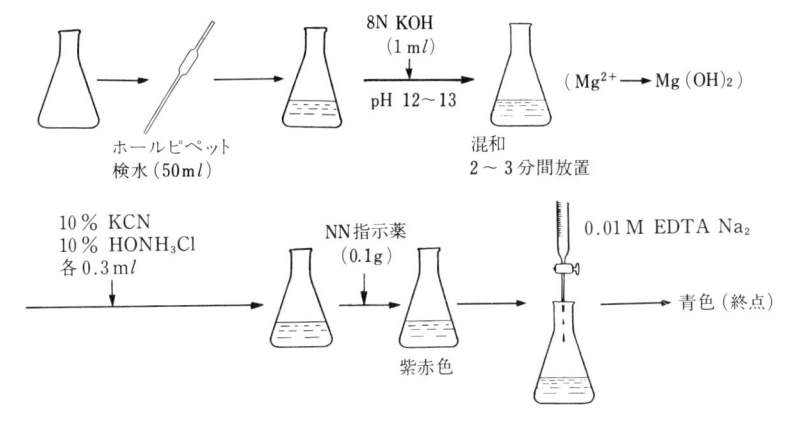

② 8 N 水酸化カリウム溶液 1 ml を加えて検水の pH を 12〜13 とし，よく振り混ぜた後 2〜3 分間放置し，共存する Mg^{2+} を水酸化マグネシウム（$Mg(OH)_2$）とする。
③ 10％ シアン化カリウム溶液，10％ 塩酸ヒドロキシルアミン溶液をそれぞれ 0.3 ml ずつ加える。
④ NN 指示薬 0.1 g を加える[注]。
⑤ ビュレットから 0.01 M EDTANa$_2$ 溶液を滴下し，溶液の紫赤色が青色となった点を終点とする。

注）指示薬を加えてから長時間放置すると，分解して終点の変色が不明瞭になることがある。

【結果算出法】

i) 全硬度

$$\text{全硬度 (CaCO}_3 \text{ ppm)} = 1 \times V \times F_{\text{EDTA}} \times \frac{1000}{50.00}$$

1：0.01 M EDTA Na$_2$ 溶液 1 ml に相当する炭酸カルシウムの mg 数
V：0.01 M EDTA Na$_2$ 溶液の滴定値（ml）
F_{EDTA}：0.01 M EDTA Na$_2$ 溶液のモル濃度係数

ii) カルシウム硬度

$$\text{カルシウム硬度 (CaCO}_3 \text{ ppm)} = 1 \times V \times F_{\text{EDTA}} \times \frac{1000}{50.00}$$

1：0.01 M EDTA Na$_2$ 溶液 1 ml に相当する炭酸カルシウムの mg 数
V：0.01 M EDTA Na$_2$ 溶液の滴定値（ml）
F_{EDTA}：0.01 M EDTA Na$_2$ 溶液のモル濃度係数

iii) マグネシウム硬度

> 検水のマグネシウム硬度はi)の全硬度からii)のカルシウム硬度を差し引いて求める。
> マグネシウム硬度（CaCO₃ ppm）＝全硬度－カルシウム硬度

4) 沈殿滴定法

沈殿滴定法とは，定量しようとする成分と化合して溶解度の小さい沈殿を作る物質の標準溶液を用い，試料溶液と沈殿反応を起こさせ，その沈殿完了の点を求めて定量する方法である。つまり，$A^+ + B^- \rightarrow AB$（沈殿）という反応であり，A^+ または B^- を既知濃度の標準溶液を用い，かつ，その反応の終点を知ることができれば，中和滴定の場合と同様 $NV = N'V'$ の関係式が適用できる。

A. 標準溶液　標準溶液として，一般に硝酸銀溶液が用いられ，この 1 ml に相当する物質量はつぎの表 3-7 に示す通りである。

表 3-7　標準溶液 1 ml に相当する物質量

標準溶液	標準溶液 1 ml に相当する物質量	
	物質名	重量（mg）
0.1 N AgNO₃	Cl	3.546
	I	12.693
	NaCl	5.844

B. 反応終点の求め方と指示薬　肉眼で沈殿の終点を知る方法の他，指示薬を用い，過剰沈殿剤が滴下されたとき著しい着色により沈殿の終点を知る方法がある。この方法には

i) 過剰な沈殿剤と有色沈殿を作る指示薬を用いる。
　〈例〉　Cl^- を硝酸銀で滴定するとき，クロム酸カリウムを用いる。
ii) 過剰な沈殿剤と可溶性有色物質を作る指示薬を用いる。
　〈例〉　Ag^+ をチオシアン化アンモニウムで滴定するとき，Fe^{3+} を用いる。
iii) 吸着反応により変色する指示薬を用いる。
　〈例〉　Br^- を硝酸銀で滴定するとき，エオシンを用いる。

などがある。

0.02 N 硝酸銀標準溶液の作成と標定

【作　成】

硝酸銀（AgNO₃）3.4g を秤取してビーカー内であらかじめ純水で溶解し 1 l とする。褐

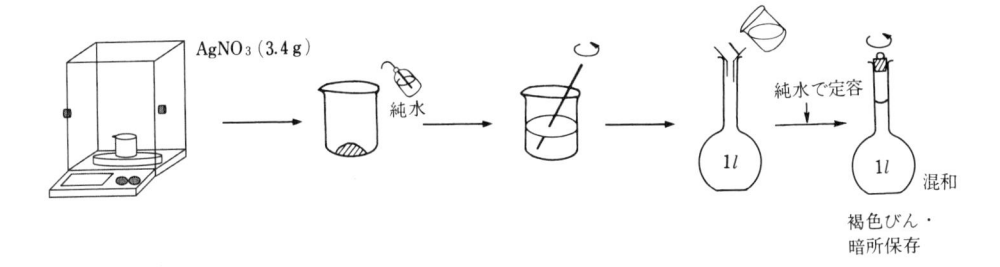

3 定性分析と定量分析　59

AgNO₃ (3.4 g) → 純水 → → 1ℓ 純水で定容 → 1ℓ 混和　褐色びん・暗所保存

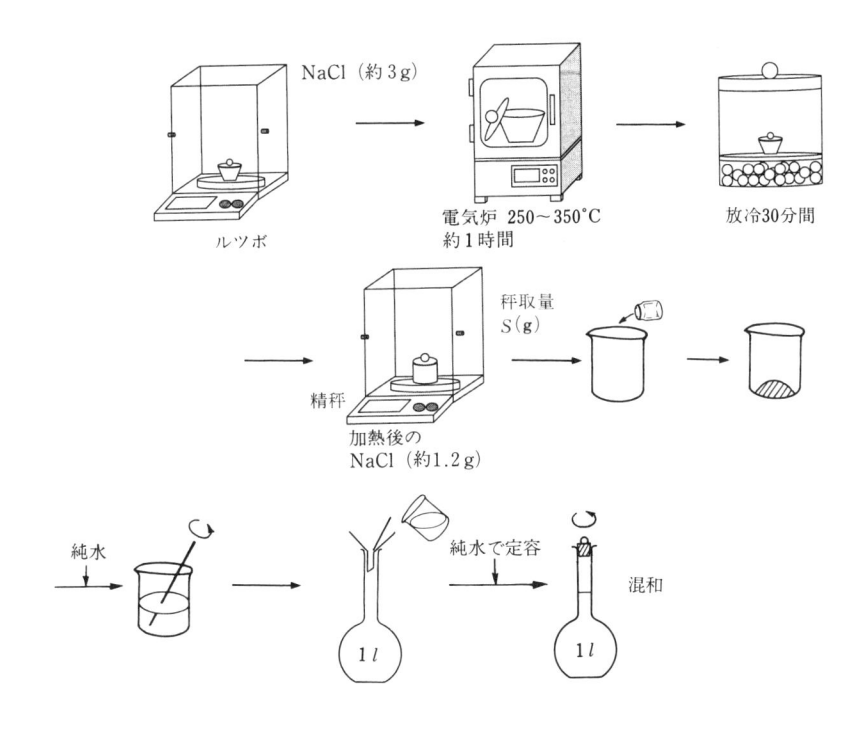

NaCl (約3g) → ルツボ → 電気炉 250〜350°C 約1時間 → 放冷30分間 → 精秤 加熱後のNaCl (約1.2g) 秤取量 S(g) → → 純水 → → 1ℓ 純水で定容 → 1ℓ 混和

本試験 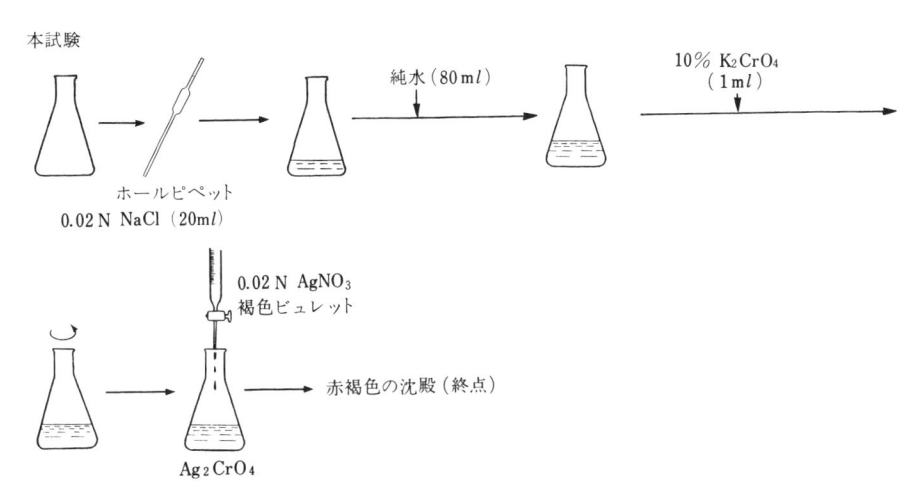
ホールピペット 0.02N NaCl (20mℓ) → → 純水 (80mℓ) → → 10% K₂CrO₄ (1mℓ) →

0.02N AgNO₃ 褐色ビュレット → 赤褐色の沈殿 (終点) Ag₂CrO₄

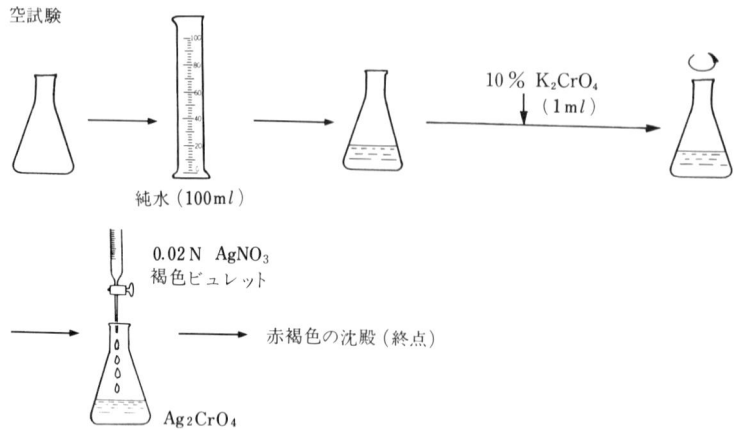

空試験

純水（100ml）　10% K₂CrO₄（1ml）

0.02N AgNO₃
褐色ビュレット

赤褐色の沈殿（終点）

Ag₂CrO₄

色びんに入れ，暗所に保存する。

【標　定】

塩化ナトリウム標準溶液による方法（モール法）

$$NaCl + AgNO_3 \rightarrow AgCl \downarrow + NaNO_3$$
白色
$$2AgNO_3 + K_2CrO_4 \rightarrow Ag_2CrO_4 \downarrow + 2KNO_3$$
赤褐色

塩化ナトリウム（NaCl）（純度99.99％）約3gをルツボに取り，250～350℃で約1時間加熱後，デシケーター中で30分間放冷し，その約1.2gを秤量びんに精秤し，ビーカーにあけ純水で溶解し，1lのメスフラスコに定量的に移し標線まで純水を入れ，栓をしてよく混合する。

【操　作】

〈本試験〉

① 0.02N塩化ナトリウム標準溶液20mlを正確に三角フラスコに採取し，純水80mlを加えて希釈する。

② 指示薬として10％クロム酸カリウム溶液1mlを加え，よく混合する。

③ 褐色ビュレットから0.02N硝酸銀溶液をクロム酸銀（Ag₂CrO₄）の赤褐色の沈殿を生じるまで滴下する。

〈空試験〉

① 純水100mlを三角フラスコに採取する。

② 指示薬として10％クロム酸カリウム溶液1mlを加え，よく混合する。

③ 褐色ビュレットから硝酸銀溶液をクロム酸銀の赤褐色の沈殿を生じるまで滴下する。真の滴定値は，本試験滴定値から空試験滴定値を差し引いて求める。

【結果算出法】

$$\text{0.02N硝酸銀溶液の規定度係数}(F) = \frac{20.00 \times \text{0.02N 塩化ナトリウム標準溶液の規定度係数}}{\text{硝酸銀溶液の滴定値(ml)}}$$

しょうゆ中の塩化ナトリウムの定量

沈殿滴定法の応用操作の1つとして，硝酸銀によるしょうゆ中の塩化ナトリウムの定量法を述べる。

【試　薬】

① 0.02 N 硝酸銀（$AgNO_3$）標準溶液
② 10％クロム酸カリウム（K_2CrO_4）溶液

【試料溶液の調製】

しょうゆ 5 ml を秤量びんで精秤し，500 ml のメスフラスコに定量的に移し，標線まで純水を入れ，栓をしてよく混合する。

【操　作】

① 試料溶液 5 ml を正確に三角フラスコに採取する。
② 指示薬として 10％クロム酸カリウム溶液 1 ml を加える。
③ 褐色ビュレットから 0.02 N 硝酸銀標準溶液を滴下し，微赤褐色が認められた点を終点とする。

【結果算出法】

$$塩化ナトリウム（\%）= 0.00117 \times V \times F_{AgNO_3} \times \frac{500}{5.00} \times \frac{100}{S}$$

0.00117：0.02 N 硝酸銀標準溶液 1 ml に相当する塩化ナトリウムの g 数
V：0.02 N 硝酸銀標準溶液の滴定値（ml）
F_{AgNO_3}：0.02 N 硝酸銀標準溶液の規定度係数
S：試料秤取量（g）

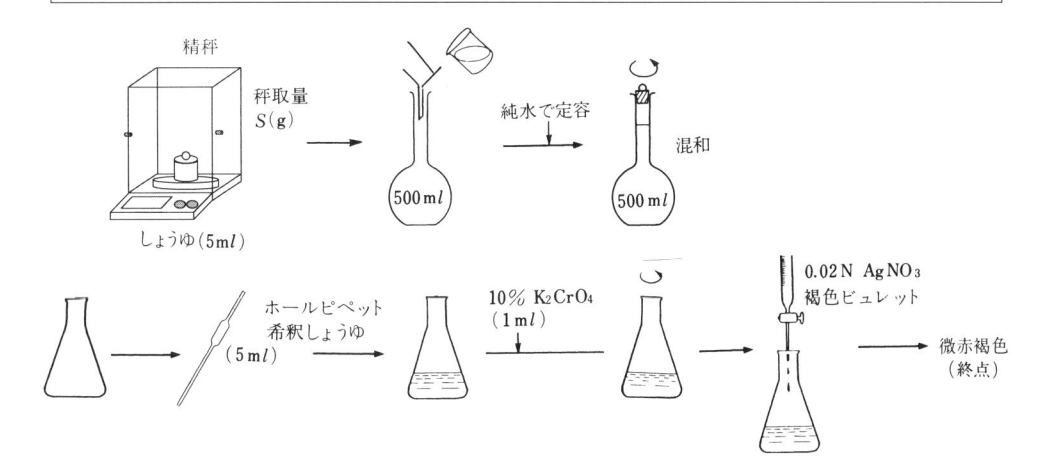

3-3-3 物理化学的分析法

物理化学的分析法とは，光学的にあるいは電気的に，あるいは他の方法により反応の終点を確認したり，特有な物質の含有量を直接測定する方法である。

1) 吸光分析法

溶液による光線の選択的吸収の強さを測定して目的物の濃度を測定する方法が吸光光度法であり，可視部ばかりでなく，光電測光法により紫外部または近赤外部にも広く利用されている。

吸光分析に用いる分光光度計の場合は測定時に用いるセル（特に角型のものをキュベットという）の厚さが一定なので，ベールの法則を応用して透過率から吸光度を求め，標準溶液の濃度と吸光度の関係から検液の吸光度を測定すれば検液濃度を求めることができる。

ランベル・ベールの法則　吸光分析の基本法則はランベル・ベールの法則に基づいている。すなわち図3-5で示すような，ある厚さを持つ液層に強さI_0なる単色光が入射し，透過して出てきた透過光の強さがIであったとすると，このI_0とIの比は溶液毎に一定である。これをランベルの法則といい，式で表すと

$$I/I_0 = t$$

となる。このtをその溶液の透過度といい，その百分率を透過率（T）という。透過度の逆数の対数が吸光度（E）であり，式で表すと

$$E = \log_{10}\frac{I_0}{I} = -\log_{10} t = kl$$

となる。このkを比吸光係数と称し，その溶液固有の定数である。lは液層の厚さ（cm）である。lが1 cmの場合は$E = k$となる。

多くの有色物質の希薄溶液においては，一定光線に対し，吸光度はその溶液の濃度Cに比例する。これをベールの法則といい，ランベルの法則とベールの法則を合わせ，ランベ

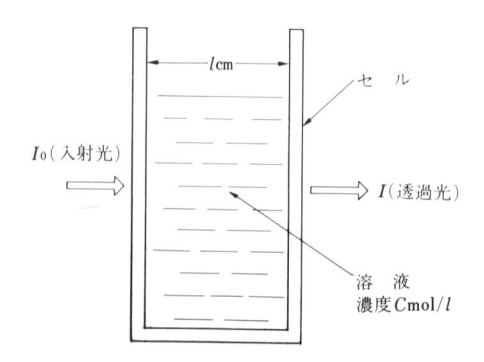

図3-5　吸光分析法の原理図

ル・ベールの法則という。

A. 光度計の構造と操作法　分光光度計は，透過率（T）や吸光度（E）を測定するものであり，その原理は，光源からの光を単色光にして試料溶液にあて，その透過光の強さを無色透明な溶液の場合の透過光の強さと比較することによって透過率を測定し，前記の式によって吸光度を求める。現在は吸光度を表示するものが多い。いろいろの機種があるが，いずれも光源，分光装置，受光部から成り立っている。

光源は，通常ハロゲンランプが用いられる。分光装置は，プリズム，回折格子および色フィルターであり，分光光度計ではプリズムおよび回折格子が用いられている。受光部は単色の透過光を電流の強さに転換する装置で，光電管，光電子増倍管または光電池を中心とする増幅電気回路からなっている。

実際の機器の操作法は，機器によって異なり一概に述べることはできないので，ここでは一例を述べる。現在では，吸光度，濃度表示など様々な表示が可能となっている。

① 波長を選定する。この波長とはその溶液の極大吸収波長のことでその溶液の余色の波長である。選び方は透過率の値が最も小さくなる波長を探せばよい。
② 電源を入れてから内部の回路が充分安定するまで待つ。
③ メーター指針が左右に振り切れぬように注意する。
④ 零調整すなわち透過率 0％ の目盛りに指針を合わせる。
⑤ 100％ 調整をする。このためにはセルに空試験溶液またはその溶媒を入れ透過率 100％ の目盛りに指針を合わせる。
⑥ シャッターを閉じたときに指針が透過率 0％ の目盛りに，開いたときに 100％ の目盛りに合うまで調整を繰り返す。
⑦ セルに試料を八分目まで入れ，セル外壁をティッシュペーパーでよく拭いておく。
⑧ 検量線の作成　数種類の既知濃度の標準溶液を用いて透過率あるいは吸光度を測定し，グラフ用紙の横軸に濃度（ppm, μg/ml, mg/ml），縦軸に透過率あるいは吸光度をとってグラフを作る。透過率のときは反対数グラフ用紙を用いる。
⑨ 分析方法　未知濃度試料について透過率あるいは吸光度を測定する。なお測定ごとに前述の 0％ 調整および 100％ 調整を行う。1 つの試料につき 3 回測定を行い，その測定値が一致しないときはその平均を求め，検量線から濃度を求める。

2）蛍光分析法

ある種の物質は光を吸収して光発光という現象を起こす。蛍光はこの光発光の 1 つで蛍光を発する物質を蛍光物質という。

蛍光物質を含む試料溶液に紫外線を照射すると蛍光が生じる。この蛍光の強さはある濃度範囲において蛍光物質の濃度に比例することから，この蛍光の強さを蛍光光度計を用いて測定することにより，蛍光物質の濃度を知ることができる。

また最近においては，通常蛍光を発しない物質でも適当な反応により蛍光を発する物質

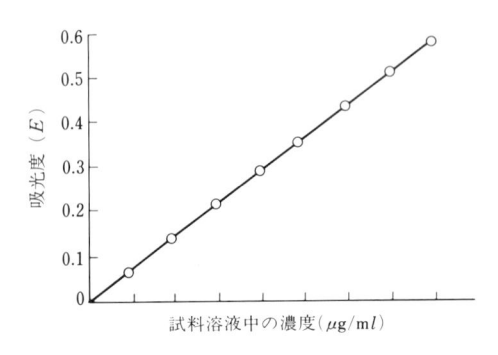

図 3-7 検量線

に誘導して蛍光分析に応用されている。

蛍光測定には，蛍光光度計または蛍光分光光度計を用いる。

食品成分では，ビタミン B_1, B_2 などの定量に用いられ，一般に $10^{-7} \sim 10^{-5}$ モル程度の濃度で測定される。

蛍光光度計の構造を模式的に示せば図3-8の通りである。一次フィルターは，水銀灯光源から出る可視光線をカットして紫外線のみを通過させ，試料の発する蛍光を受ける二次フィルターは，可視光線のみを通して紫外線をカットする。受光部が光源に対して直角の方向にあるのは，光源の影響を避けるためである。このほかの装置と操作は光度計に準ずる。蛍光測定用のセルは，紫外線をよく透過させるものが用いられ，石英ガラスやコレックスガラスなどが使われる。

機器の操作法はそれぞれの機器によって異なるが，大略はつぎの通りである。

① 光源ランプを点灯，15分間放置する。
② 点灯と同時に増幅用電源スイッチを入れる。
③ メーター，暗電流の調節を行う。

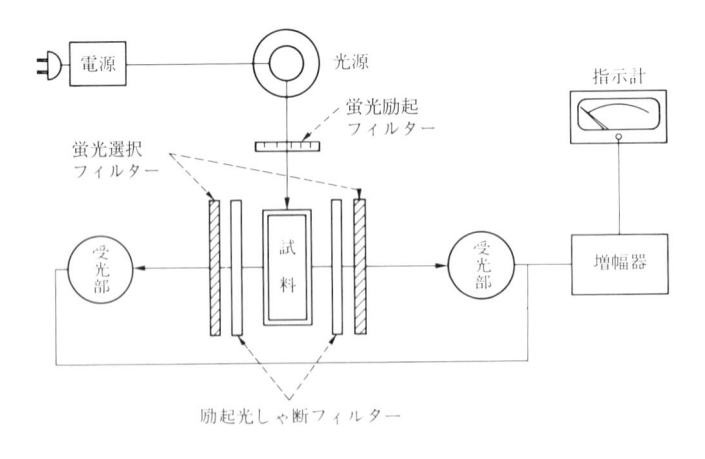

図 3-8 蛍光光度計の原理図

④ 試料に適する一次フィルター（蛍光励起フィルター），二次フィルター（蛍光選択フィルター）をセットする。
⑤ 蛍光標準溶液（検液に目的物の一定量を添加して以下処理したもの）をキュベットに入れる。
⑥ キュベット室に⑤を挿入し，蓋をして光源および受光器のシャッターを開く。
⑦ 絞りを徐々に開いて試料に励起光を照射し，メーターの振れを読み，100（または50）に合わせる。その読みを F_1 とする。
⑧ 同一条件で空試験溶液または溶媒を測定し，その読みを F_2 とする。
⑨ 同一条件で本試験溶液を測定し，その読みを F_3 とする。添加量が $A(\mu g)$ であれば検液中の目的物は $\boxed{A \times \dfrac{F_3 - F_2}{F_1 - F_3} \ (\mu g)}$ である。

目的物の濃度と蛍光の強さ（％）との関係を検量線として作成しておいてもよい。

3）クロマトグラフィー

クロマトグラフィーは，物質の分離，精製，同定，定量を目的とする分析方法である。

その原理は，分配，吸着，イオン交換，ゲルろ過などを単独あるいは組合わせて分離が行われる。例えば，図3-9のようなガラス管（カラム）に吸着剤を充填し，これに一定の溶媒に溶解した試料を流し込むと，吸着剤に吸着されやすい物質は上層に吸着するが，吸着されにくい物質ほど下層へ移動する。

さらに溶媒だけを連続的に流すと，吸着の強いものほど遅れ，弱いものほど先に進み，早くカラムから流出するため，物質は分離される。このような方法で物質の分離，定量などを行う操作をクロマトグラフィーという。

連続的に流す溶媒を移動相といい，カラムに充填した吸着剤を固定相という。

固定相が液体の場合は，多孔質の固体に保持させるが，この固体を担体という。移動相に用いる溶媒を特に展開剤という。また展開剤を加えて試料を分離することを"展開する"という。

クロマトグラフィーは，その分離作用によりつぎのように分類される。

① 吸着クロマトグラフィー　　アルミナやシリカゲルのような吸着剤をカラムに充填して固定相とし，有機溶媒を移動相として分離を行う方法である。
② イオン交換クロマトグラフィー　　イオン交換樹脂をカラムにつめて固定相とし，電解質溶液を移動相として分離を行う方法である。
③ 分配クロマトグラフィー　　互いに溶け合わない二液間に分配される各物質の分配率の差によって分離する方法である。ペーパークロマトグラフィーなどはこれに属する。
④ ペーパークロマトグラフィー　　ろ紙を担体とし，ろ紙に含まれる水分（通常20％

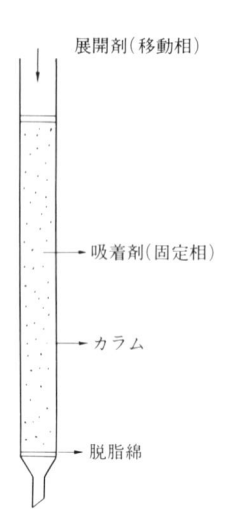

図 3-9　イオン交換クロマトグラフィー

前後含まれる)を固定相として，展開剤をしみ込ませて展開し分離する方法である。
⑤ 薄層クロマトグラフィー　ガラス板などに吸着剤を薄い層に塗布したものを固定相として，展開剤をしみ込ませて展開し分離する方法である。
⑥ ガスクロマトグラフィー　移動相に気体（キャリヤーガス）を用い固定相に固体または担体の表面に付けた液体を用いて分離する方法である。
⑦ ゲルろ過法　カラム内のゲルろ過剤（セファデックスなど）による分子フルイ効果で，物質をろ過することによって種々の大きさの分子の分別を効果的に行う方法である。

4

定性分析の実際

4-1 定性分析の一般的注意

　定性分析の目的は「ある試料の中にある特定の元素，基，あるいは化合物が含まれているかどうか」を検出することにある。反応は多くの場合試験管内で行われる。このため実験操作としては非常に簡単なものが多い。また量的関係はあまり細かく考慮しなくてもよいので，その意味では定量分析より容易である。しかし，限られた試料で目的とする反応を正確に出すためにはそれ相当の周到な注意と正しい操作が必要である。試料の中に目的の成分が多量に含まれているときは誰が行っても反応は出る。難しいのは希薄な溶液から微量の成分を検出することである。同じ反応が現われるならば液量も試薬も少なく使って，それでも反応が出た人の方が定性分析では上手な実験をしたことになる。

　ここでは糖質，タンパク質・アミノ酸，脂質の定性分析について述べる。

4-2 糖　　質

糖類の共通な呈色反応：モーリッシュ反応（α-ナフトール反応）

　糖類が濃硫酸によってフルフラール誘導体となり，これがα-ナフトールと結合して赤紫色色素を生成する反応である（次ページ反応式参照）。

ブドウ糖 →(濃 H₂SO₄, −3H₂O) オキシメチルフルフラール + α-ナフトール

→(濃 H₂SO₄) ジ-α-ナフトメチルフルフラール(赤紫色色素)

【試 薬】
① 5％ α-ナフトール・エチルアルコール溶液
② 濃硫酸（H_2SO_4）

【糖 液】

還元糖（ブドウ糖，果糖，ガラクトース，麦芽糖など），非還元糖（ショ糖，デンプンなど）の1％溶液，これらの試料は以下の定性反応に適宜用いる。

【操 作】
① 試験管に糖液1 mlを採取し，これにα-ナフトール・エチルアルコール溶液2〜3滴を加え，よく混合する。
② 試験管壁にそって濃硫酸1〜2 mlを静かに流し込む。
③ 試験管を静置すると，両液層の接触面に赤紫色の環を生じる。

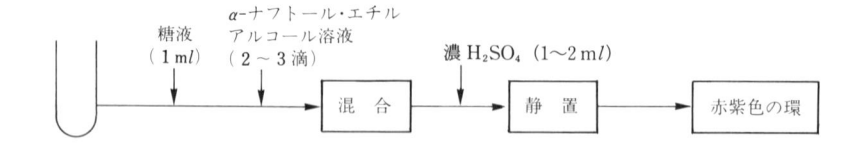

糖液（1 ml）, α-ナフトール・エチルアルコール溶液（2〜3滴） → 混合 → 濃 H_2SO_4（1〜2 ml） → 静置 → 赤紫色の環

還元糖の検出反応

A. フェーリング反応　還元糖が二価の銅イオン（Cu^{2+}）を還元して，赤色の酸化第一銅（Cu_2O）（亜酸化銅）の沈殿を生ずる反応である。

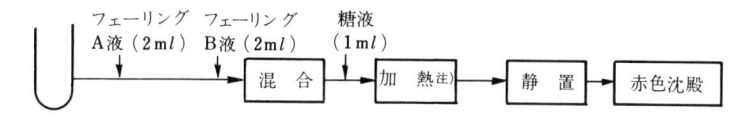

```
フェーリング  フェーリング   糖液
A液(2ml)   B液(2ml)    (1ml)
   ↓       ↓         ↓
U─────────→[混 合]→[加 熱注)]→[静 置]→[赤色沈殿]
```
注) 5分間沸騰湯浴中で行う．

////////////////【試　薬】////////////////

① フェーリングA液：硫酸銅（$CuSO_4 \cdot 5H_2O$）69.28gを水に溶かして1 l にする。
② フェーリングB液：酒石酸カリウム・ナトリウム（$C_4H_4KNaO_6$）（ロッシェル塩）346gと水酸化ナトリウム（NaOH）100gを水に溶かして1 l にする。

////////////////【操　作】////////////////

① 試験管にフェーリングA液およびB液をそれぞれ2 ml 採取し，混合する。
② 糖液1 ml を加えて，沸騰湯浴中で5分間加熱すると赤色の酸化第一銅が沈殿する。

B. 銀鏡反応　　アンモニア性銀塩は，還元されると金属銀が遊離（析出）する反応で，試験管内で行うと管壁に銀が付着し，美しい銀鏡を作る。

////////////////【試　薬】////////////////

① 10％水酸化ナトリウム（NaOH）溶液
② アンモニア性硝酸銀（$AgNO_3$）溶液：硝酸銀（$AgNO_3$）3gを濃アンモニア水（NH_4OH）30 ml に溶かす。

////////////////【操　作】////////////////

① 試験管に10％水酸化ナトリウム溶液およびアンモニア性硝酸銀溶液を等量（1〜2 ml）採取しよく混合する。
② 糖液数滴を加えて静置すると管壁に銀が析出する。

注）　反応を早めるためには湯浴中で静かに加温するとよい。激しく振とうしたり，銀鏡作成後すぐ反応液を捨てないと爆発することがある。銀鏡は硝酸で洗浄すると取れる。

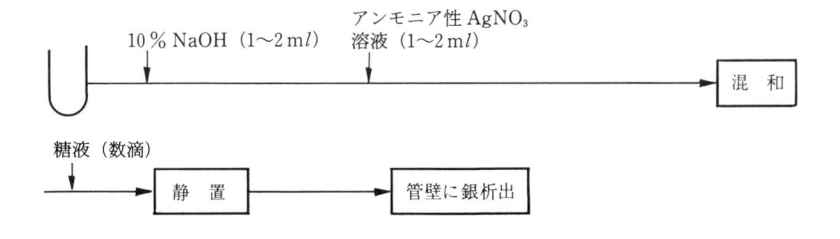

```
              10％NaOH(1〜2ml)   アンモニア性AgNO₃
                                 溶液(1〜2ml)
                 ↓                    ↓
U──────────────────────────────────────────→[混　和]

糖液(数滴)
    ↓
────→[静　置]─────→[管壁に銀析出]
```

単糖類と還元性二糖類の判別反応：バーフォード反応

弱酸性溶液中で銅イオン（Cu^{2+}）を還元して酸化第一銅（Cu_2O）にする力は，還元性二糖類に比べて単糖類の方が強いので短時間に反応して酸化第一銅（Cu_2O）を生成するため，単糖類と二糖類との判別に用いられる。

【試　薬】

バーフォード試薬：酢酸銅（$(CH_3COO)_2Cu$）13.3gを200mlの水に溶かし，氷酢酸（CH_3COOH）1.8mlを加えて調製したもの。

【操　作】

① 試験管にバーフォード試薬を5ml採取し，火炎上で加熱する。
② 糖液約0.5mlを加え，沸騰湯浴中で加熱する。
③ 単糖類と二糖類による酸化第一銅の生成するまでの時間を観察する。

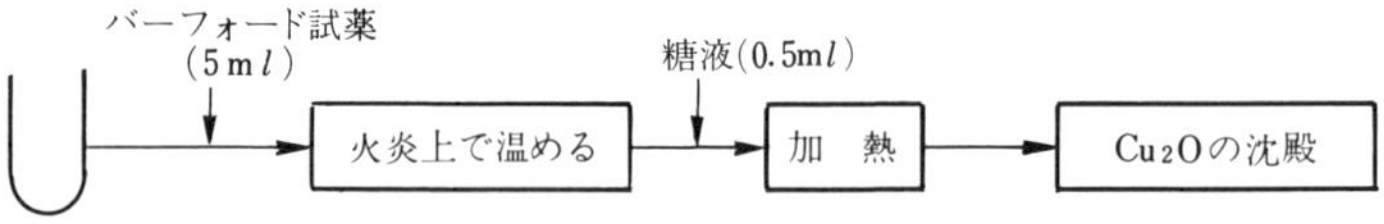

バーフォード試薬（5ml）→ 火炎上で温める → 糖液（0.5ml）→ 加熱 → Cu_2Oの沈殿

アルドースとケトースの判別反応：セリバノフ反応

ケトースおよびケトースを含む糖類は，HClによってオキシメチルフルフラールとなり，この物質は酸性下でレゾルシンと反応して赤色の沈殿となるので，アルドースと区別することができる。

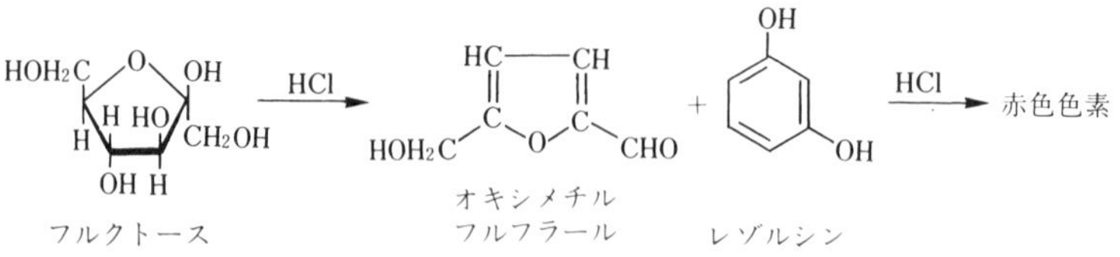

フルクトース $\xrightarrow{HCl}$ オキシメチルフルフラール ＋ レゾルシン $\xrightarrow{HCl}$ 赤色色素

【試　薬】

セリバノフ試薬：レゾルシン（$C_6H_4(OH)_2$）0.05gを希塩酸（HCl）100mlに溶かして調製したもの。

【操　作】

① 試験管にセリバノフ試薬5mlと糖液0.5mlを採取する。
② 沸騰湯浴中で加熱する。

③ ケトースおよびケトースを含む糖類は，10〜15 分以内に赤色になり，やがて暗褐色の沈殿を生ずる。

注）アルドースでもやや長時間加熱すると，弱く反応を呈するので既知のケトースを比較に用いることが必要である。

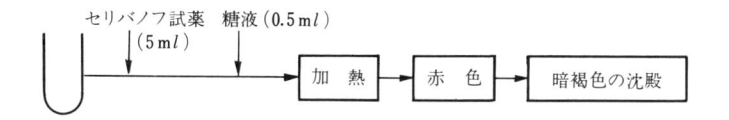

```
セリバノフ試薬  糖液(0.5ml)
   (5ml) ↓      ↓
U───────────────→ [加 熱] → [赤 色] → [暗褐色の沈殿]
```

六炭糖の反応：スカトール反応

【試　薬】
① スカトール（C_9H_9N）溶液：0.5％ スカトール・アルコール溶液
② 濃塩酸（HCl）

【操　作】
① 試験管に糖液 1 ml を採取する。
② 濃塩酸 4 ml と 0.5％スカトール・アルコール溶液 0.25 ml（約 5 滴）を加える。
③ 沸騰湯浴中で 3 分間加熱する。

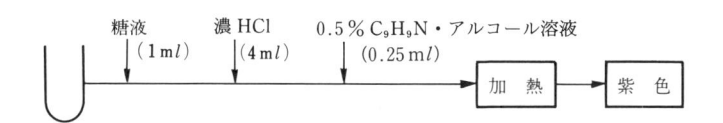

```
       糖液    濃HCl   0.5％ C9H9N・アルコール溶液
      (1ml)   (4ml)        (0.25ml)
        ↓      ↓             ↓
U────────────────────────────────→ [加 熱] → [紫 色]
```

④ 六炭糖および六炭糖を含む多糖類は紫色を呈する。

五炭糖の反応：オルシノール反応

五炭糖に無機酸を加えて加熱すると，フルフラールが生成し，これを芳香族アルコールと縮合して青色色素を生じる反応である。

$$\underset{\text{アルドペントース}}{\begin{array}{c}CHO\\H-C-OH\\HO-C-H\\H-C-OH\\CH_2OH\end{array}} \xrightarrow{-3H_2O} \underset{\text{フルフラール}}{\text{フルフラール}} + \underset{\text{オルシノール}}{\text{オルシノール}} \longrightarrow 青色色素$$

【試　薬】

バイアル試薬：オルシノール（$CH_3C_6H_3(OH)_2$）0.5g を 30％塩酸（HCl）250 ml に溶かし，これに 10％塩化鉄（$FeCl_3$）1 ml を加えて調製したもの。

【操　作】

① 試験管にバイアル試薬 4 ml を採取し，沸騰湯浴中で加熱する。
② 糖液 1 ml を加えて混合する。
③ 沸騰湯浴中で加熱を続けると，最初は緑色を呈し，ついで青緑色から青色を経て最後に暗青色の濁りを生じる。

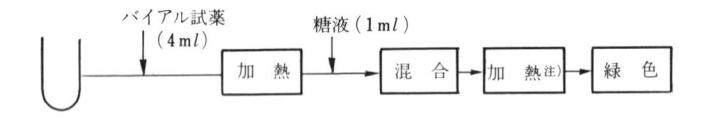

注）沸騰湯浴中で加熱を続けると，緑色，青緑色，青色，暗青色の変化を生じる．

還元糖の判別反応：オサゾン試験

還元糖中のカルボニル基は，フェニルヒドラジンと縮合反応して黄色のオサゾンを生成する。この結晶形および融点により，糖を判別することができる。

【試　薬】

フェニルヒドラジン塩酸塩・酢酸ナトリウム混合物：フェニルヒドラジン塩酸塩（$C_6H_5NHNH_3Cl$）と酢酸ナトリウム（CH_3COONa）を 1：2 の割合で混合する。

【操　作】

① 試験管に糖液 5 ml を採取し，フェニルヒドラジン塩酸塩・酢酸ナトリウム混合物を 1 g 加える。
② 沸騰湯浴中で加熱するとブドウ糖は 6～10 分，果糖は 3～5 分で結晶を生じ，ガラクトース，麦芽糖は約 40 分位徐々に冷却すると結晶を生じる。
③ この結晶形を顕微鏡で観察する。倍率はブドウ糖・果糖は 100 倍，ガラクトース・麦芽糖は 400 倍がよい。

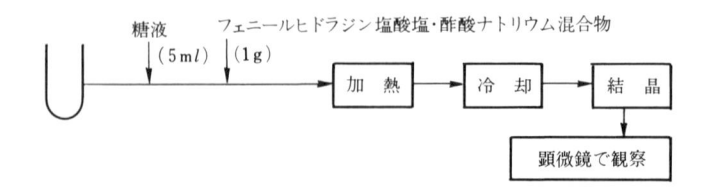

4-3　タンパク質・アミノ酸

【試料の作成】

① 卵白溶液：鶏卵を割り，卵白をビーカーに取り，よくかき回して布（ガーゼ）でこす。これに5～6倍容の水を加えて希釈する。撹拌しながら塩化ナトリウム（NaCl），または硫酸ナトリウム（Na_2SO_4）を少しずつ加えていくと，約1％のタンパク質を含む透明な卵白溶液が得られる。

② 1％ゼラチン溶液：ゼラチン1gに99mlの水を加えてしばらく放置して充分水を吸わせてから，50℃位に加温して溶かす。

タンパク質に共通な呈色反応：ビウレット反応

尿素の結晶を加熱するとビウレットを生じる。これを水に溶かし，水酸化ナトリウム溶液を加えてから，硫酸銅（$CuSO_4$）溶液を数滴加えて振とうすると，赤紫色を呈する。この反応をビウレット反応という。ビウレット反応は2つ以上のカルバミル基（$-CONH_2$）を持つ化合物に起こる反応で，タンパク質はペプチド結合を多数持っているのでこの反応は陽性になる。

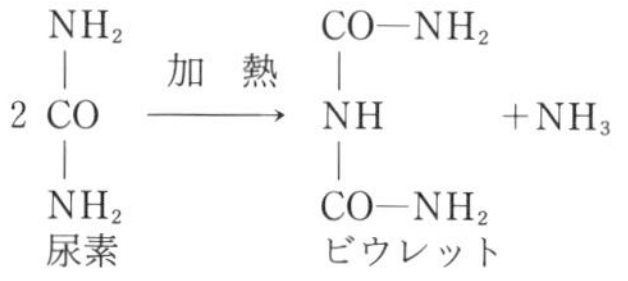

$$2\ \underset{\text{尿素}}{\begin{array}{c}NH_2\\|\\CO\\|\\NH_2\end{array}} \xrightarrow{\text{加熱}} \underset{\text{ビウレット}}{\begin{array}{c}CO-NH_2\\|\\NH\\|\\CO-NH_2\end{array}} +NH_3$$

【試　薬】

① 10％水酸化ナトリウム（NaOH）溶液
② 0.5％硫酸銅（$CuSO_4$）溶液

【操　作】

試験管にタンパク質溶液1mlを採取し，これに10％水酸化ナトリウム溶液1mlを加えた後，0.5％硫酸銅溶液1～2滴滴下すると，赤紫色を呈する。

　　注）硫酸銅溶液の添加量を増すと赤紫→紫青色と変化する。

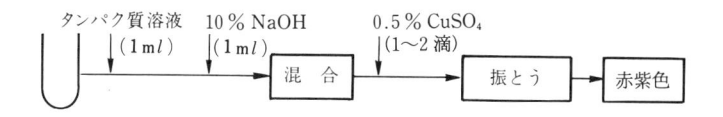

タンパク質溶液　10％ NaOH　　0.5％ $CuSO_4$
　(1ml)　　　　　(1ml)　　　　(1～2滴)
　　　↓　　　　　　↓　　　　　　↓
　　　　　　　　　混　合　→　振とう　→　赤紫色

アミノ酸に共通な呈色反応：ニンヒドリン反応

この反応は全てのアミノ酸に共通な呈色反応で，α-アミノ酸とニンヒドリンを反応させると呈色する。その色調はアミノ酸の種類によって異なる。また，アミノ酸のみならず，ペプチド，タンパク質も呈色する。

【試　薬】
0.1％ニンヒドリン（$C_9H_6O_4$）溶液（エタノールあるいはブタノールに溶解）

【操　作】
① 試験管にタンパク質溶液3 ml を採取し，0.1％ニンヒドリン溶液約1 ml を加える。
② 2～3分間煮沸し放冷すると青紫色を呈する。

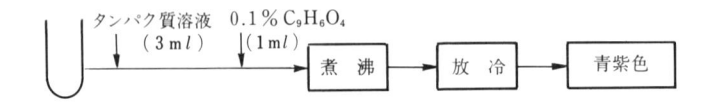

芳香族アミノ酸およびこれを含むタンパク質の呈色反応：キサントプロテイン反応

チロシンやトリプトファンのような芳香核をもつアミノ酸が，ニトロ化されて生じる反応である。ただし，フェニルアラニンは反応しにくい。

【試　薬】
① 濃硝酸（HNO_3）
② 10％アンモニア水溶液（NH_4OH）

【操　作】
① 試験管にタンパク質溶液3 ml を採取し，濃硝酸1 ml を加えて煮沸すると黄色を呈する。
② 冷却して10％アンモニア水溶液でアルカリ性にすると，オレンジ色を呈する。

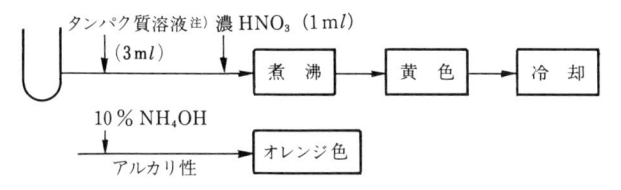

注）芳香族アミノ酸を含むタンパク質

チロシンの呈色反応：ミロン反応

フェノールが呈する反応で，チロシンによって陽性を呈する。

【試　薬】
① ミロン変法の試薬：水 300 ml 中に純硫酸（H_2SO_4）100 ml を注加したものを，乳鉢中に細砕した硫酸第二水銀（$HgSO_4$）100 g に少しずつ加え，溶解するのに応じて 1 l のメスフラスコ中に入れる。全部移し終わったら，水を加えて 1 l とする。
② 1 ％ 亜硝酸ナトリウム（$NaNO_2$）溶液

【操　作】
タンパク質溶液 2 ml にミロン変法の試薬（硫酸第二水銀の硫酸性溶液）2 ml を加え，少なくとも 30 秒静かに煮沸すると，通常管壁に黄色の沈殿が生ずる。流水下で冷してから 1 ％ 亜硝酸ナトリウム溶液を 1 滴加え静かに加熱すると，沈殿または溶液は赤変する。

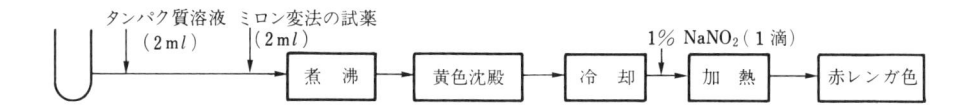

トリプトファンの呈色反応：ホープキンス・コール反応

インドール核によって生じる反応で，氷酢酸中に微量に存在するグリオキシル酸が濃硫酸の存在下でトリプトファンのインドール核と縮合して，純青色の色素を生じるためである。

【試　薬】
① 氷酢酸（CH_3COOH）
② 濃硫酸（H_2SO_4）

【操　作】
① 試験管にタンパク質溶液 2 ml を採取し，氷酢酸 2 ml を加えてよく振る。
② 試験管壁にそわせて静かに濃硫酸を 2 ml 加えると接触面に紫色の環が生じる。

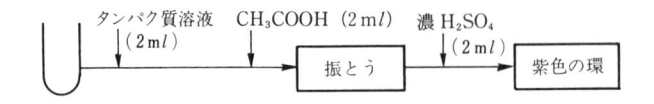

```
タンパク質溶液   CH₃COOH（2ml）      濃 H₂SO₄
   （2ml）            ↓              （2ml）
     ↓         ┌──────────┐           ↓        ┌──────────┐
  U          →│  振とう   │→                  →│ 紫色の環  │
              └──────────┘                    └──────────┘
```

シスチン・システインの沈殿反応：硫化鉛反応

シスチン，システイン中の硫黄と酢酸鉛中の鉛が反応して硫化鉛の沈殿を生じる反応である。

【試　薬】
① 10％酢酸鉛溶液（$(CH_3COO)_2Pb$）
② 30％水酸化ナトリウム溶液（$NaOH$）

【操　作】
① 試験管にタンパク質溶液 3 ml を採取し，10％酢酸鉛溶液 1 滴を加えてよく混合する。
② 30％水酸化ナトリウム溶液を少しずつ加え，タンパク質の沈殿を溶かす。
③ 数分間煮沸すると黒色の硫化鉛の沈殿を生じる。

```
タンパク質溶液  10％(CH₃COO)₂Pb
   （3ml）      （1滴）      30％NaOH(注1)
     ↓            ↓            ↓           ┌──────┐    ┌──────────┐
  U          →  混 合        →           →│煮沸(注2)│→│黒色の硫化鉛│
                                           └──────┘    │   の沈殿   │
                                                       └──────────┘
```

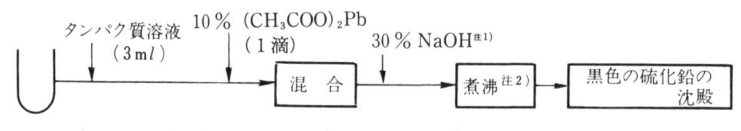

注）1．少しずつ加えてタンパク質の沈殿を溶かす．
　　2．火炎に注意して数分間煮沸する．

タンパク質の凝固反応：熱による凝固反応

【操　作】

試験管にタンパク質溶液 3 ml を採取し，静かに加熱すると凝固する。あらかじめ希酢酸 2～3 滴を加えて酸性にすると，凝固は一層早く生じる。

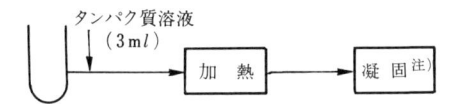

4 定性分析の実際　77

```
  ┌─ タンパク質溶液
  │    (3ml)
  U ────→ [加熱] ──→ [凝固注)]
```

注) 2N酢酸，氷酢酸などを2〜3滴加えて酸性にすると凝固はいっそう速やかである．

タンパク質の有機沈殿試薬による沈殿：トリクロロ酢酸による沈殿反応

【試薬】
10％トリクロロ酢酸（CCl_3COOH）溶液

【操作】
試験管にタンパク質溶液3mlを採取し，10％トリクロロ酢酸溶液数滴を加えると沈殿を生じる。沈殿試薬にはこの他，スルホサリチル酸溶液，ピクリン酸溶液，タンニン酸溶液などが用いられる。

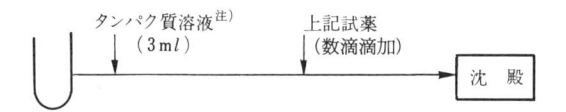

```
  ┌─ タンパク質溶液注)  上記試薬
  │    (3ml)         (数滴滴加)
  U ────↓─────────────↓──────→ [沈殿]
```

注) 有機試薬とよく反応させるためには，あらかじめ酸を加えて陽荷電状態にしておく必要がある．

タンパク質の塩析：硫酸アンモニウム（$(NH_4)_2SO_4$）飽和溶液による塩析

【操作】
試験管にタンパク質溶液3mlを採取し，硫酸アンモニウム飽和溶液を加えていくと，タンパク質は塩析されて沈殿する。塩析試薬にはこの他硫酸マグネシウム，塩化ナトリウムなどの飽和溶液が用いられる。この方法はタンパク質の分離精製にしばしば用いられる。

以上の他，重金属（水銀，銀，銅など）塩や，特殊無機酸（メタリン酸，リンタングステン酸など），エチルアルコールなどによってもタンパク質は沈殿する。

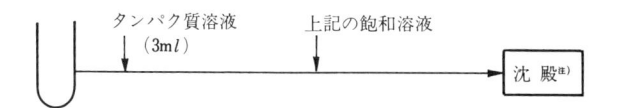

```
  ┌─ タンパク質溶液   上記の飽和溶液
  │    (3ml)
  U ────↓──────────────↓────────→ [沈殿注)]
```

注) 塩析による沈殿ではタンパク質の変性を伴わないので，タンパク質の分画あるいは精製に用いられる．

5 定量分析の実際

5-1 定量分析の一般的注意

　定量分析は試料の中のある特定の成分の含有量を知るのが目的であるが,「一成分だけ調べればよいのか」,それとも「数種の成分の含有量を求めるのか」によってその複雑さに極端なひらきがある。その複雑な分析操作を正しくやりとげるためにはいくつかの基本的な概念と,いくつかの基本的な操作の完全な習得が必要である。つぎにその一般的注意を列記する。

① 分析方法の採択には精度や正確度に加えて,分析に要する時間も充分考慮に入れる必要がある。

② 定量分析が定性分析と最も異なる点は数量を問題にする点であるが,それと同時に分析操作に長時間を要することも大きな特徴なので,変わらぬペースでやることが大切である。

③ 定量分析においては,採取した試料は損失誤差を生じさせないためその実験の結果が出るまで慎重に取り扱う。

④ 電子分析天秤で物を秤る場合,小数点以下第4位まで求めるのが普通である。このことは,測定時に天秤皿の上に試料粉末のごく微細な一粒がこぼれただけでも測定結果に誤差を生じることになる。

⑤ 分析操作にかかる前には必ず器具類を点検しておくこと。

5-2 一般成分の分析

　私達は生きるために食物を摂取するのであるから，食物にどのような栄養素がいくら含まれているかを知ることは大切である．食品に含まれている栄養素の定量分析を食品分析という．食品の成分は水分，タンパク質，脂質，炭水化物，灰分（無機質），ビタミンに大別される．このうちビタミンを除く主成分を合計するとほぼ100％になりこの主成分を特に一般成分といい，この一般成分の定量を食品の一般分析と称する．

　一般成分の定量原理は単純であるので容易に思われるが，実際はいろいろな問題を含み困難である．その理由は食品の成分は単一であることはなくいろいろな化合物がきわめて複雑に組み合わさって含まれているからである．例えばタンパク質の定量は試料を濃硫酸で分解し，生成したアンモニアを捕集するのであるが，この際タンパク質以外の窒素化合物も当然分解されてアンモニアを生じるので，この分が加算された値となる．また脂質の定量は試料をエーテルで抽出し，エーテル可溶物を脂質とするが，抽出されるのは脂肪の他脂溶性ビタミン，コレステロールなどがあり定量値にはこれらが加算されている．このようなことは他の成分にもみられる．

　以上のような理由から食品分析においては，表示する場合に「粗」という字を付けて粗タンパク質，粗脂肪，粗繊維，粗灰分というように称することがある．

　食品の全ての栄養素を分析することは個人のレベルでは不可能であるため，文部科学省では資源調査会という機関を設けて日常食品の栄養素を調べ，これを冊誌にまとめて公刊している．これが食品標準成分表で，昭和29年以来2度の改訂が行われ，さらに最近の食生活の多様化につれて，食品の種類内容が大きく変化してきたため五訂が行われ，現在は「五訂増補日本食品標準成分表」が使われている．この成分表は国民栄養調査を始め各種の栄養調査，集団給食の献立の栄養価計算などに使用されており，将来は栄養所要量の研究とあいまって日本の食糧生産の基盤としての数値を提供するものである．

　この表には前述の一般成分（水分，タンパク質，脂肪，炭水化物，灰分）の他，無機質として，ナトリウム，カリウム，カルシウム，マグネシウム，リン，鉄，亜鉛，銅，マンガンの九種，ビタミンとしてA（レチノール，カロテン，クリプトキサンチン，β-カロテン当量，レチノール当量），D，E，K，B_1，B_2，ナイアシン，B_6，B_{12}，葉酸，パントテン酸，Cの十二種，さらに脂肪酸（飽和，一価不飽和，多価不飽和），コレステロール，食物繊維（総量，水溶性，不溶性），食塩相当量についていずれも可食部100g当りに含まれている量が表示されている．その表示単位は一般成分および脂肪酸，食物繊維，食塩相当量についてはg単位で，無機質およびビタミンE，ビタミンB_1，ビタミンB_2，ナイアシン，ビタミンB_6，パントテン酸，ビタミンC，コレステロールはmg単位で，ビタミンA，ビタミンD，ビタミンK，ビタミンB_{12}，葉酸はμg単位で表示されている．

　0は食品成分表の最小記載量の1/10未満あるいは検出されなかったことを，またTrは含有されているものの最小記載量に未達のことを示している．なお，カロテンにおける0は

$1\,\mu g$ 未満，Tr は $1\,\mu g$ 以上含有されているものの最小記載量の $3\,\mu g$ に未達を，また食塩相当量における 0 は算出値が最小記載量の $0.1\,g$ に未達のことを示している。

なお，(0) の表示は文献などで含有なしと推定されるものの，何らかの数値表示の要望から記載されている。(Tr) については微量の含有が推定されることを示している。

「いもおよびでん粉類」「野菜類」「果実類」および「きのこ類」における脂肪組成では，基本的には測定せずに（−）と，また水溶性および不溶性食物繊維における分別定量が難しい食品では，各（−）と表記され総量のみが記載されている。従って，実験値の表示は成分表に準じて行うのが普通である。

一般成分の炭水化物は他の四成分の数値を 100 から差し引いて求めることになっているので，一般成分の合計は必ず 100％ となる。タンパク質，脂質，炭水化物の数値にそれぞれ固有の係数（大部分は FAO で定めたエネルギー換算係数）を乗じたものがその食品 100 g 当りのエネルギー値である。

本章では一般成分の定量法のほか無機質としてカルシウム，リン，鉄，塩素の定量法を，ビタミンとして B_1，B_2，C の定量法を述べる。

5-3 試料の採取・均質化・保存

1) **試　料**　品質，産地，気候，熟期，貯蔵期間および条件，採取月日，採取時の天候気温などにより成分が異なるから試料の経歴を明記する。

2) **採　取（サンプリング）**　できるだけ多くの部分からあるいは多くの個体から少量ずつ取ってよく混合し，円錐四分法または交互シャベル法を適用して必要量を採取する。円錐四分法とは，試料をまず図 5-1 の 1 のように円錐形に山積みし，それを 2 のように上部を平らにし，このものを 3 のように a, b, c, d の 4 つに分ける。ついで向いあった b と c の部分を取ってよく混合し，2〜3 回この方法を繰り返して試料の量を小さくする方法である。交互シャベル法とは，大さじなどを用いて，試料を順々にすくい取り，一定回数毎の分を集めてよく混合し，再び一定回数毎の分を集めてよく混合する。この操作を繰り返して試料の量を小さくしていく方法である。

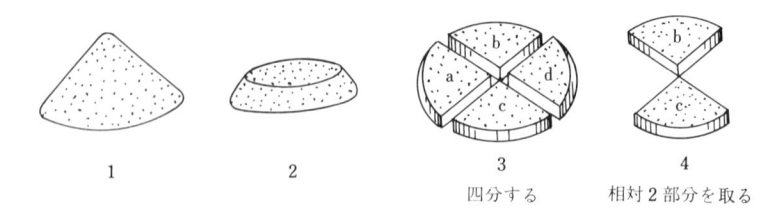

```
    1           2         3           4
                       四分する    相対2部分を取る
```

図 5-1　円錐四分法
（試料が多い場合は上記の操作を繰り返す）

このようにして 1 回に用いる適当な約 100〜300 g の試料を分取し，さらに全量の均質化

を行う。

3) **均質化** 試料の一部分を測定してその値が全試料の平均値となるためには試料が均質化していることが必須条件である。均質化の方法は試料により異なるので，その例についてつぎに述べる。

① 酒類，食酢，しょうゆ，植物油　よく混合する。場合によってはろ過し，そのろ液について分析に供する。
② マヨネーズ，ソース類，果汁，牛乳，練乳　ミキサーまたはホモジナイザーなどで充分に撹拌する。
③ 野菜類および果実類　あらかじめ水洗し，乾いた布で水分を拭き取り秤量後，細切して風乾または 60°C の電気定温乾燥器中で乾燥して，再び秤量してこの予備乾燥時の水分量を求め，粉砕して篩を通して粒子をそろえる。
④ 魚類　水洗して乾いた布で水分を拭き取り不可食部の除去を行い，可食部・不可食部を秤量し，原品に対する割合を算出し，可食部について肉ひき器で細片にする。
⑤ 肉類　骨，皮の不可食部の除去を行い，以下④と同様の処理を行う。
⑥ 穀粉，豆粉，デンプン，魚粉，乳粉　よく混合する。
⑦ 穀類，豆類　試料中のごみ，土砂その他の不純物を除去し，粉砕機にかけて粉末とし，篩を通して粒子をそろえる。

これらの処理の段階で，水分の散失または吸収および鉄分の混入に留意することが大切である。

4) **保存** 直ちに分析することを原則とする。また，腐敗しやすいものは分析に支障のない範囲で防腐剤や防黴剤を加え，添加した量を明記しておく。酸化されやすいものは褐色びんに入れ密封して冷暗所に保存する。

5-4 水　分

水分の定量法にはつぎの方法があるが，食品においては①，②，③が標準的方法として用いられ，④，⑤は補助的あるいは簡便法として用いられる。

① 乾燥法
- 常圧加熱乾燥法
  - 高温加熱乾燥法
  - 赤外線水分計による方法
- 減圧加熱乾燥法
  - 秤量びんを用いる方法
  - ポリエチレンフィルムを用いる方法

② 蒸留法
③ 化学的測定法……カールフィッシャー法
④ 電気的測定法
⑤ 物理的測定法

表 5-1　水分定量法：食品別試料前処理法と測定方法一覧表

食品名	前処理法	採取量	測定方法・測定条件
1. 穀類			
粒状	ローラーミル粗砕	3～5g	常圧加熱・直接法　　　135℃，3時間
粉類	混和均一化	3g	常圧加熱・直接法　　　135℃，1時間
パン類	予備乾燥後乳鉢粉砕	2～3g	常圧加熱・直接法　　　135℃，1時間
菓子パン類	詰物とパンを分けて粉砕	2～3g	常圧加熱・直接法　　　135℃，1時間
乾めん類	コーヒーミル粉砕	3～5g	常圧加熱・直接法　　　135℃，3時間
マカロニ，スパゲティ	ローラーミル粗砕	3～5g	常圧加熱・直接法　　　135℃，3時間
生めん，ゆでめん	ポリ袋中混練り	3g	常圧加熱・アルミ箔法　135℃，2時間
めし	同量加水，ミキサー粉砕	5g	常圧加熱・乾燥助剤法*　135℃，2時間
もち（包装もち）	鰹節削り器，包丁で細切	5g	常圧加熱・乾燥助剤法　135℃，2時間
2. いも及びでん粉類			
いも類	フードプロセッサー（すりおろし用刃使用)	3～5g	常圧加熱・乾燥助剤法　100℃，5時間
蒸し切り干し	はさみ又は包丁で細切	5～10g	常圧加熱・乾燥助剤法　105℃，3時間
でん粉類	混和均一化	3g	常圧加熱・直接法　　　135℃，1時間
3. 砂糖及び甘味類			
砂糖類	混和均一化	5g	常圧加熱・直接法　　　105℃，3時間 またはカール・フィッシャー法
水あめ・液状糖類	混和均一化	2～3g	減圧加熱・乾燥助剤法　100℃，3時間
はちみつ類	混和均一化	2～3g	減圧加熱・乾燥助剤法　 90℃，3時間
4. 豆類			
小豆，いんげん豆類	ローラーミル粗砕	5g	常圧加熱・直接法　　　135℃，3時間
ゆで小豆，煮豆類	ポリ袋中混練り	3g	減圧加熱・乾燥助剤法　100℃，恒量
さらしあん	混和均一化	3g	常圧加熱・直接法　　　135℃，1時間
大豆	ローラーミル粗砕	5g	常圧加熱・直接法　　　130℃，2時間
きな粉，脱脂大豆	混和均一化	3g	常圧加熱・直接法　　　130℃，1時間
豆腐類	250μm網状30秒水切り後ホモジナイザー	5g	常圧加熱・乾燥助剤法　105℃，2時間
油揚げ	フードプロセッサー細切	3g	常圧加熱・乾燥助剤法　100℃，恒量
納豆類	チョッパー3回	5g	常圧加熱・乾燥助剤法　105℃，2時間
みそ類　漉しみそ	混和均一化	1g 又は	カール・フィッシャー法 又は減圧加
粒みそ	チョッパー3回	5g	熱・乾燥助剤法　　　　 70℃，5時間
5. 種実類			
脂質少（栗，銀杏など）	フードプロセッサー（すりおろし用刃使用)	5g	常圧加熱・乾燥助剤法　130℃，2時間
脂質多，大粒	コーヒーミル又は乳鉢	5g	常圧加熱・直接法　　　130℃，2時間
落花生	ローラーミル粗砕	5g	常圧加熱・直接法　　　130℃，2時間
炒り等の加工品	コーヒーミル又は乳鉢	5g	常圧加熱・直接法　　　130℃，2時間
6. 野菜類（生鮮野菜）			
かぼちゃ，きゅうり，大根，かぶなどすりおろし可能な試料	フードプロセッサー（すりおろし用刃使用)	5～7g	減圧加熱・乾燥助剤法　 70℃，5時間
葉菜，果実，さや豆類，未熟豆類	フードプロセッサー細切	5～7g	減圧加熱・乾燥助剤法　 70℃，5時間

*　乾燥助剤法：乾燥助剤添加法のこと。乾燥助剤はケイ砂。

食品名	前処理法	採取量	測定方法・測定条件	
缶, びん詰類	45°傾斜, 2分液汁切り, フードプロセッサー細切	5g	減圧加熱・乾燥助剤法	70℃, 5時間
7. 果実類				
生果	フードプロセッサー細切	5g	減圧加熱・乾燥助剤法	70℃, 5時間
缶, びん詰類（除液汁）	45°傾斜, 2分液汁切り, フードプロセッサー細切	3～5g	減圧加熱・乾燥助剤法	70℃, 5時間
缶, びん詰類（含液汁）	ミキサーで細切混和	3～5g	減圧加熱・乾燥助剤法	70℃, 5時間
果実飲料	ホモジナイザー又はミキサーで均質化	3～5g	減圧加熱・乾燥助剤法	70℃, 5時間
ジャム類	同量加水ミキサー均質化	3～5g	減圧加熱・乾燥助剤法	70℃, 5時間
8. きのこ類				
生きのこ類	フードプロセッサー細切	5g	常圧加熱・乾燥助剤法	105℃, 5時間
乾燥きのこ類	コーヒーミル粉砕	5g	常圧加熱・直接法	105℃, 5時間
9. 藻類				
生	フードプロセッサー細切	5g	常圧加熱・乾燥助剤法	105℃, 5時間
塩蔵品	付着の食塩を除去後, フードプロセッサー細切	5g	常圧加熱・乾燥助剤法	105℃, 5時間
乾燥品	コーヒーミル粉砕	5g	常圧加熱・直接法	105℃, 5時間
10. 魚介類				
魚類	三枚おろし, チョッパー3回	5～7g	常圧加熱・乾燥助剤法	105℃, 5時間
貝類			常圧加熱・乾燥助剤法	105℃, 5時間
甲殻類	可食部, チョッパー3回	5～7g	常圧加熱・乾燥助剤法	105℃, 5時間
その他（イカ, タコなど）	可食部, チョッパー3回	5～7g	常圧加熱・乾燥助剤法	105℃, 5時間
缶詰類　水煮	可食部, チョッパー3回	5～7g		
味付け	45°傾斜, 2分液汁切り, 固形部をチョッパー処理 召し上がり方などの表示に従い, チョッパー処理	5～7g	常圧加熱・乾燥助剤法	105℃, 5時間
11. 肉類				
食肉及び肉製品	チョッパー処理	3～5g	常圧加熱・乾燥助剤法	135℃, 2時間
12. 卵類				
生鮮卵, 卵黄, 卵白	ミキサーで短時間混和	3～5g	減圧加熱・乾燥助剤法	100℃, 恒量
ゆで卵	フードプロセッサー細切		減圧加熱・乾燥助剤法	100℃, 恒量
13. 乳類				
液状乳及びクリーム	混和, 必要に応じ加温	3g	常圧加熱・乾燥助剤法	100℃, 3時間
発酵乳, 乳酸菌飲料	ミキサー混和	3g	減圧加熱・乾燥助剤法	100℃, 恒量
アイスクリーム	軟化後混和	3g	常圧加熱・乾燥助剤法	100℃, 3時間
粉乳類	混和	2～3g	常圧加熱・直接法	100℃, 4時間
練乳類	混和, 20gを水で100ml	5ml	常圧加熱・乾燥助剤法	100℃, 4時間
チーズ類	フードプロセッサー細切	3～4g	常圧加熱・乾燥助剤法	105℃, 4時間
14. 油脂類			下記方法またはカール・フィッシャー法	
液体油脂	混和均一化	3～5g	常圧加熱・乾燥助剤法	105℃, 3時間

食品名	前処理法	採取量	測定方法・測定条件
固体脂*	細切混和均一化	3〜5g	常圧加熱・乾燥助剤法　105℃，3時間
脂身	フードプロセッサー細切	3〜5g	常圧加熱・乾燥助剤法　105℃，3時間
15. 菓子類			
生・半生菓子類	フードプロセッサー細切	3〜5g	常圧加熱・乾燥助剤法　105℃，恒量
洋菓子	フードプロセッサー細切	3〜5g	減圧加熱・乾燥助剤法　70℃，恒量
あられ，せんべい類	粗砕後，コーヒーミル	5g	常圧加熱・直接法　135℃，3時間
干菓子・砂糖菓子類	粗砕後，コーヒーミル	3〜5g	常圧加熱・直接法　105℃，3時間
クッキーなどの焼菓子類	粗砕後，コーヒーミル	3〜5g	減圧加熱・直接法　100℃，恒量
あめ玉，キャンディー類	粗砕後，コーヒーミル	4〜5g	減圧加熱・乾燥助剤法　100℃，2時間
チョコレート類	包丁で細切	4〜5g	減圧加熱・乾燥助剤法　70℃，恒量
16. し好飲料類			
アルコール飲料**	混和	5g	減圧加熱・乾燥助剤法　70℃，恒量
茶類	コーヒーミル粉砕	3g	常圧加熱・直接法　100℃，恒量
コーヒー豆	ローラーミル又はコーヒーミル粉砕	3〜5g	常圧加熱・直接法　105℃，恒量
コーヒー粉末	混和	5g	常圧加熱・直接法　105℃，恒量
ココア	混和	5g	常圧加熱・直接法　110℃，恒量
17. 調味料及び香辛料類			
食塩	混和	2〜3g	常圧加熱・直接法　140℃，90分
しょうゆ，ソース類	混和	5g	減圧加熱・乾燥助剤法　70℃，恒量
食酢***		3〜5g	常圧加熱・乾燥助剤法　105℃，恒量
マヨネーズ，ドレッシング類***	混和	3〜5g	常圧加熱・乾燥助剤法　105℃，3時間
トマト加工品	混和	5g	減圧加熱・乾燥助剤法　70℃，恒量
風味調味料，乾燥スープ	コーヒーミル粉砕	3g	減圧加熱・直接法　70℃，5時間
香辛料（粉体）	混和	5〜10g	蒸留法又はカール・フィッシャー法
（練り，すりおろし）	混和	2〜3g	減圧加熱・乾燥助剤法　70℃，恒量
マスタード類	混和	2〜3g	常圧加熱・乾燥助剤法　105℃，3時間
ラー油	混和	2〜3g	常圧加熱・乾燥助剤法　105℃，1時間 又はカール・フィッシャー法
18. 調理加工食品類	形態に応じ，主食材の前処理方法に準じ，チョッパー，フードプロセッサー，ローラーミル，コーヒーミルなどを適宜使用する。	原則として3〜5g	原則として主食材の試験方法を適用する。乾燥品はおおむね常圧加熱・直接法，湿潤品はおおむね常圧加熱・乾燥助剤法又は減圧加熱・乾燥助剤法

*　精製ラード，マーガリン，ショートニングなど，規格が定められているものは，定められた測定方法に従う。
**　水分＝乾燥減量（g）－アルコール分（g）
***　水分＝乾燥減量（g）－酢酸（g）
（五訂増補日本食品標準成分表分析マニュアル）

常圧加熱乾燥法

　試料を一定の温度で一定の時間乾燥し，そのときの重量の減少量を水分とみなすという方法である。普通105～110℃で測定するが，125, 130, 135℃などの場合もある。これにはつぎの3つの事柄が仮定されている。すなわち，この温度の範囲内では

① 水以外に揮発成分を含んでいない。
② 加熱中に試料成分の化学変化はない。
③ 加熱により試料中に含まれる水は全て揮発する。

という条件が成り立つということが基本になっている。しかし実際には他の揮発成分も含んでいるし，もし油脂を含んでいれば一部酸化することによって増量するとも考えられ，さらに室内の相対湿度の関係で水は完全には揮発しない。

　従って本法は定められた条件下で得られた値を水分とみなしているにすぎない。つまり，水分といっても絶対的な水の量を表してはいないのである。

【器　具】

① 電気定温乾燥器
② アルミニウム製秤量皿（アルミ皿）　　直径50～80 mm，深さ20～25 mm，アルミニウム板の厚さ0.2～0.3 mmで蓋を備えたもの。
③ デシケーター

【操　作】

A. アルミ皿の恒量測定

① アルミ皿を電子分析天秤で秤量後，105～110℃に調節してある電気定温乾燥器に蓋をずらして入れ1～2時間乾燥する。
② 乾燥後アルミ皿の蓋をして，デシケーターに移し，30分間放冷する。アルミ皿の取り扱いはルツボバサミで行う。
③ 天秤でアルミ皿を精秤する。精秤の際は必ず蓋をする。
④ ①項と同様に再び乾燥器に入れ，1～2時間乾燥する。

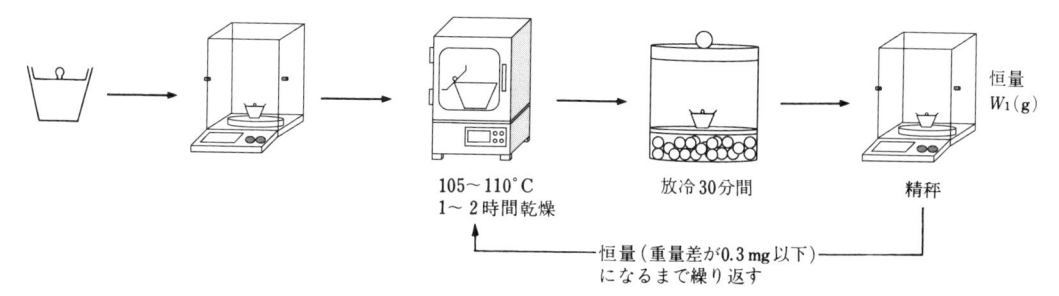

［105～110℃　1～2時間乾燥］→［放冷30分間］→［精秤］　恒量 $W_1(\text{g})$

恒量（重量差が0.3 mg以下）になるまで繰り返す

⑤ 乾燥後アルミ皿の蓋をしてデシケーターに入れて30分間放冷する。

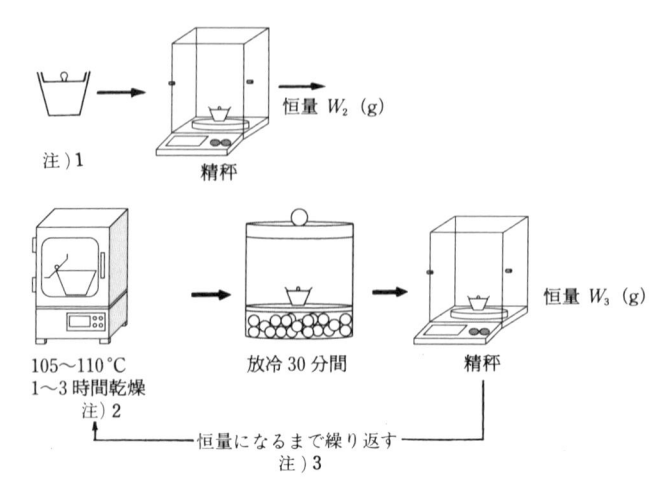

⑥ 天秤で精秤する。

⑦ 前後の秤量値の差が 0.3 mg 以下になるまで乾燥―放冷―秤量と④～⑥項の操作を繰り返す。最後の秤量値 W_1 g を恒量とする。

B. 試料中の水分の測定

① 電子天秤を用いて試料約 2 g を A. で恒量を求めたアルミ皿に秤取する。

② 天秤を用いて精秤し，その重量を W_2 g とする。〔試料秤取量 $S = W_2 - W_1$〕

③ 105～110℃ に調節した乾燥器に入れて 1～3 時間乾燥する。アルミ皿の蓋は，ずらしておく。

④ 乾燥後アルミ皿の蓋を密閉して，デシケーターに移し，30 分間放冷する。

⑤ 天秤で精秤する。

⑥ ③項と同様に再び乾燥器に入れ 1～3 時間乾燥する。

⑦ 乾燥後④項と同様にしてデシケーターに入れて 30 分間放冷する。

⑧ 天秤で精秤する。

⑨ 前後の秤量値の差が 0.3 mg 以下になるまで乾燥―放冷―秤量と⑥～⑧項の操作を繰り返す。最後の秤量値 W_3 g を恒量とする。油脂の多い試料では乾燥によって最初重量が減少するが，途中で油脂の酸化で重量が増加してくる。この場合は重量増加に転ずる最低値を恒量とする。

【結果算出法】

試料中の水分は次式によって算出する。

$$\text{水分 (\%)} = \frac{\text{水分重量}}{\text{試料秤取量}} \times 100 = \frac{W_2 - W_3}{S} \times 100$$

W_1：アルミ皿の恒量 (g)　　　W_2：乾燥前の重量（アルミ皿＋試料）(g)
W_3：乾燥後の恒量 (g)　　　　S：試料秤取量 (g) ($S = W_2 - W_1$)

注）1　飯，ゆでめんなど水分の比較的多いものは予備乾燥後粉砕したものを試料として用いる。その計算式は

$$\text{水分 (\%)} = 100 - \frac{(100-A) \times (100-B)}{100}$$

A：予備乾燥の際の減量％　　B：上記実験で得られた水分％

注）2　水あめ，練乳など水分と糖分が多いものは，試料とともに海砂10～20gと小ガラス棒（蓋ができる長さのもの）を秤量し，乾燥器に入れる前に湯煎上で撹拌しながら水分をとばしておく。

注）3　バターピーナツ，バターなど油脂の多いものは酸化されやすいので，100℃で乾燥する。

5-5　タンパク質

　タンパク質が糖質や脂質と異なる点は，炭素，水素，酸素の各元素の他に必ず窒素を含むことである。この他一部のタンパク質には，硫黄，リン，その他微量の金属が含まれている。これら主要構成元素の割合はどのタンパク質でもほぼ一定しており，炭素は約52％，水素は約7％，酸素は約23％，窒素は約16％，硫黄は約2％である。

　この中で16％前後をしめる窒素は脂質や糖質には含まれないタンパク質特有の構成元素であり，しかもその含有率は，タンパク質の種類が異なってもほぼ一定しているので，食品中のタンパク質を定量する場合，窒素量を定量し，その値に100/16，すなわち6.25を乗じてタンパク質量を求める。この6.25を窒素-タンパク質換算係数という。ただし，食品は豆腐あるいは調製タンパクなど一部を除いてタンパク質以外の含窒素化合物である核酸関連物質，遊離アミノ酸，クレアチンなどを含んでおり，これらもタンパク質として定量されてしまう。このことから窒素量に6.25を乗じて得られたタンパク質の値を粗タンパク質ともいう。

　しかし近年になって窒素-タンパク質換算係数は単なる平均値6.25によらずに，各食品中の主要なタンパク質の窒素含量を基礎にして，個別に定めるべきであると考えられるようになった。その結果，米ではオリゼニンを基にして5.95，小麦粉はグリアジンおよびグリテリンをもとにして5.70など，表5-2に示す食品毎の換算係数が提案された。国内でも国際的にも，食品成分表は現在この係数を採用している。しかし表5-1にみられるように，この係数はまだ限られた食品にしかなく，表中にない食品については6.25の平均係数を用いている。

　窒素の化学的定量法は，大きく2つに分けられる。その1つはデュマ法でこれは最も正確であるが，技術的に複雑であることと，本質的に微量定量に適していることから，食品分析には適当といえない。そのため食品中の窒素はもっぱらもう1つのケルダール

表 5-2 窒素−タンパク質換算係数

食品群	食品名	換算係数
1 穀類	アマランサス	5.30
	えんばく	
	オートミル	5.83
	おおむぎ	5.83
	こむぎ	
	玄穀, 全粒粉	5.83
	小麦粉, フランスパン, うどん・そうめん類, 中華めん類, マカロニ・スパゲッティ類, ふ類, 小麦たんぱく, ぎょうざの皮, しゅうまいの皮	5.70
	小麦はいが	5.80
	こめ, こめ製品（赤飯を除く）	5.95
	ライ麦	5.83
4 豆類	だいず, だいず製品（豆腐竹輪を除く）	5.71
5 種実類	アーモンド	5.18
	ブラジルナッツ, らっかせい	5.46
	その他のナッツ類	5.30
	あさ, えごま, かぼちゃ, けし, ごま, すいか, はす, ひし, ひまわり	5.30
6 野菜類	えだまめ, だいずもやし	5.71
	らっかせい（未熟豆）	5.46
10 魚介類	ふかひれ	5.55
11 肉類	ゼラチン, 腱（うし）, 豚足, 軟骨（ぶた, にわとり）	5.55
13 乳類	乳, チーズを含む乳製品, その他（シャーベットを除く）	6.38
14 油脂類	バター類, マーガリン類	6.38
17 調味料及び香辛料類	しょうゆ類, みそ類	5.71
	上記以外の食品	6.25

法によって定量される。この方法は，古く1833年にケルダールによって提案され，その後無数の改良と変法が加えられたが，総称してケルダール法とよばれている。

ケルダール法

一定量の試料に分解促進剤と濃硫酸を加えて加熱分解し，試料中の窒素化合物を硫酸アンモニウムの形で濃硫酸に捕集させてアルカリ性にし，水蒸気蒸留でアンモニアを一定量のホウ酸溶液に吸収させ，既知濃度の硫酸もしくは塩酸溶液で滴定して窒素を求める。ここで求めた窒素量は全て試料中のタンパク質に由来するものと仮定し，試料タンパク質に相応する窒素-タンパク質換算係数を乗じてタンパク質量を求める。

① 試料の分解

$$\text{試料} + H_2SO_4 \xrightarrow{\text{分解}} (NH_4)_2SO_4 + SO_2\uparrow + CO_2\uparrow + CO\uparrow + H_2O$$

この分解液の一定量に，過剰の濃アルカリを加えて水蒸気蒸留するとアンモニア NH_3 が遊離する。

② NH_3 の遊離

$$(NH_4)_2SO_4 + 2\,NaOH \longrightarrow 2\,NH_3 + Na_2SO_4 + 2\,H_2O$$

この遊離したアンモニアを過剰の2％ホウ酸溶液に吸収させると，アンモニアはホウ酸と反応してホウ酸アンモニウムになる。

③ NH_3 の捕集

$$NH_3 + H_3BO_3 \longrightarrow (NH_4)H_2BO_3$$

つぎに既知濃度の硫酸もしくは塩酸溶液で直接滴定し，アンモニアと反応した硫酸あるいは塩酸溶液の滴定値を求める。

④ 中和滴定

$$2(NH_4)H_2BO_3 + H_2SO_4 \longrightarrow (NH_4)_2SO_4 + 2H_3BO_3$$

この硫酸消費量からアンモニア量を換算し，これより窒素量を算出する。

【装置・器具】

① ケルダール分解びん　　100～200 ml 容のもの（図 5-2）
② 秤量ボート
③ 分解装置　ドラフト内に装置する
④ 蒸留装置　セミミクロケルダール装置

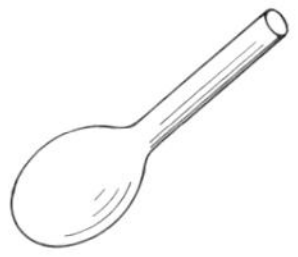

図 5-2　ケルダール分解びん

【試　薬】

① 濃硫酸（H_2SO_4）：　一級でよい。
② 分解促進剤：　多くの促進剤があり，その優劣も詳しく論じられているが，ここでは4量の硫酸カリウム（K_2SO_4）を乳鉢中で磨砕したものに，1量の同じく磨砕した硫酸銅（$CuSO_4・5H_2O$）を加えて混合したものを使用する。
③ 0.01 N 硫酸（H_2SO_4）標準溶液：　あらかじめ濃硫酸（H_2SO_4）から 1 N 硫酸（H_2SO_4）溶液を作り，これを100倍に希釈する。1 N 硫酸（H_2SO_4）溶液は濃硫酸（H_2SO_4）28 ml を純水 1 l によく撹拌しながら加える。
④ 0.01 N トリス（ヒドロキシメチル）アミノメタン（$NH_2C(CH_2OH)_3$）溶液 1.2114 g を純水で溶解し 1 l とする。本液を一定量採取し，混合指示薬を数滴加え，0.01 N 硫酸溶液を滴下し，規定度係数を算出する（反応の終点は灰色）。
⑤ 2％ホウ酸（H_3BO_3）溶液
⑥ 30％水酸化ナトリウム（NaOH）溶液：　水酸化ナトリウム（NaOH）450 g に純水 500 ml を加える。溶解後，1 l に純水であわせる。発熱するので要注意。
⑦ 混合指示薬：　メチルレッド 0.2 g，メチレンブルー 0.1 g をエチルアルコール（C_2H_5OH）300 ml に溶解しろ過する。本液は pH 5.2 以下において赤紫色，5.4 においては無色，5.6 以上では緑色となる。
⑧ 沸騰石：　市販のものを用いる。

||||||||【操　作】||||||||

A. 本試験溶液の調製（試料の分解）

① 固体試料のときは，精秤してある薬包紙を用いて試料を精秤して包んで分解びんに入れる。液体試料のときは秤量ボートを用いて秤取するか，ピペットで採取する。試料の秤取量は食品成分表にある食品では表から逆算して適量を求める。

② 分解促進剤 5 g を薬包紙に包んで ① の分解びんに加える。

③ 濃硫酸 20 ml を ② の分解びんに静かに注加し，内容物をよく混合する。有機物を完全に分解するのに必要な硫酸は，糖質，タンパク質 1 g 当り約 5.4 ml (10 g)，脂質 1 g 当り 10.4 ml といわれている。

④ 分解びんをケルダール分解装置にのせて加熱し（最初は弱火で加熱する），発生するガス（有毒）を接続した水流ポンプで吸引排気する。

⑤ 分解の進行に伴い液色は黒色→黒褐色→茶褐色→緑褐色→青緑色→青色透明になる。分解液が青色になってからさらに1時間加熱し分解を終了する。この間分解びんの内壁に未分解の黒色物質が付着している場合は，注意して分解びんを振り，硫酸中に洗い落すようにする。

⑥ 室温近くまで放冷し，約 30 ml の純水で分解びんの内壁を洗いながら中の硫酸を希釈する（発熱するので充分撹拌しながら純水を少量ずつ加える）。

⑦ 充分に水冷した後分解びんの内容物をロートを用いて 250 ml のメスフラスコに静かに移す。分解びんは純水を用いて内部を 3～4 回（各回約 20 ml）洗いメスフラスコに定量的に移し，純水で定容後よく振とうし，これを試料溶液とする。

B. 空試験溶液の調製

分解びんに試料を加えず（本試験において薬包紙を用いたら同様に薬包紙に包んで入れる）他は全く本試験と同様に操作して調製する。

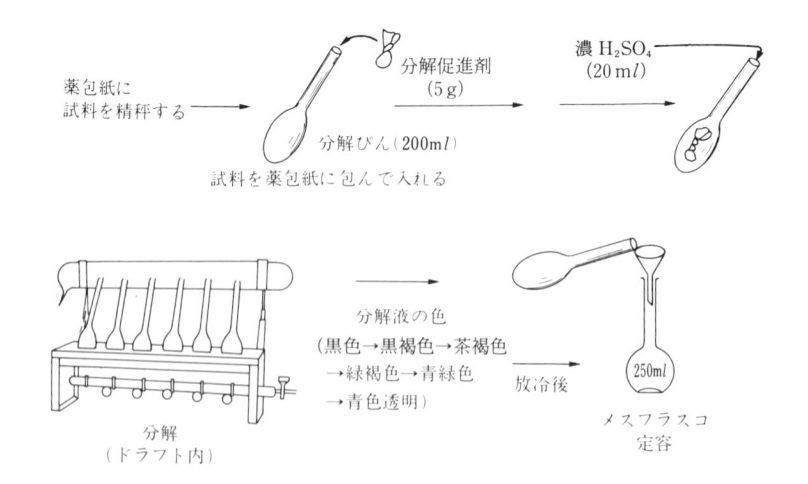

C. 蒸 留

(a)水蒸気発生用フラスコ，(b)蒸留部，(c)冷却器，(d)廃液の受器

1) 準 備

① 水蒸気発生用フラスコ(a)に水(2/3程度)，濃硫酸数滴，メチルレッド数滴，沸騰石数片を入れる。
② ピンチコックaを開き，b，c，d，eは閉じる。
③ バーナーに点火し，(a)より水蒸気を発生させる。
④ 冷却器(c)に冷却水を通す。
⑤ 200 ml 容三角フラスコ (f) に 2％ホウ酸溶液 30 ml をメスシリンダーで採取し，混合指示薬 2～3 滴を加える。

2) 蒸 留

① ピンチコックcを開く
② 冷却器 (c) の下端に上記⑤の三角フラスコ (f) を取り付ける（下端が液に充分漬るように取り付ける）。
③ ロート (e) から試料溶液 10 ml をホールピペットで入れる。
④ ロート (e) を少量の純水で洗浄する。
⑤ ロート (e) から 30％水酸化ナトリウム溶液 10 ml をメスシリンダーで入れる。
⑥ ロート (e) を少量の純水で洗浄する。
⑦ ピンチコックcを閉じる。
⑧ ピンチコックbを開き，ピンチコックaを閉じ蒸留を開始する。
⑨ 三角フラスコ (f) の留出液が約 40 ml になるまで蒸留する。

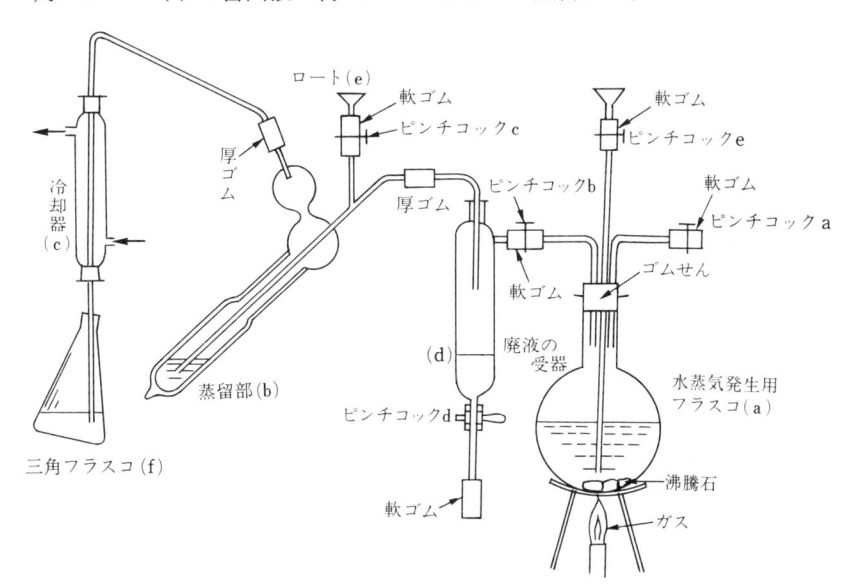

図 5-3　パルナス型蒸留装置

⑩ 三角フラスコ(f)の液面から冷却器の下端をはなす。
⑪ 2〜3分間蒸留を続ける。
⑫ 冷却器(c)の下端を純水で洗浄する。
⑬ 三角フラスコ(f)を取りはずす。

3) 逆流洗浄およびつぎの蒸留用意
① 冷却器(c)の下端に約50mlの純水を入れた三角フラスコを取り付ける。
② ピンチコックaを開き，bを閉じる。
③ 三角フラスコ中の純水は蒸留部(b)を通り廃液の受器(d)に達する。
④ 廃液の受器(d)中の廃液はピンチコックc，dを開いて取り去る。

D. 滴 定

蒸留の終わった空試験，本試験を0.01N硫酸標準溶液で滴定する。混合指示薬の緑色が灰色になった点を終点とする。終点を過ぎると赤紫色になる。

【結果算出法】

試料中の窒素量は次式によって算出する。

$$窒素(\%) = 0.01 \times F \times \frac{(T_1 - T_0)}{1000} \times \frac{250}{10.00} \times 14 \times \frac{100}{S}$$

T_0：空試験に対する0.01N硫酸標準溶液の滴定値（ml）
T_1：本試験に対する0.01N硫酸標準溶液の滴定値（ml）
F：0.01N硫酸標準溶液の規定度係数
S：試料秤取量（g）
14：窒素原子1molの質量（g）

これからタンパク質量を求めるには，この値に窒素-タンパク質換算係数を乗ずる。

$$粗タンパク質(\%) = 窒素量(\%) \times 窒素\text{-}タンパク質換算係数$$

5-6 脂 質

食品中の脂質は，それがエーテル，石油エーテルなどの有機溶媒に溶解する性質を利用して定量する。一般にソックスレー脂質抽出器を用い，エーテルで抽出後，エーテルを除去し，その重量を測定する。従って一種の重量分析である。

これらの有機溶媒は，中性脂肪（トリグリセリドまたは油脂）以外に遊離脂肪酸，レシチン，コレステロール，ロウ，色素なども溶解するのでこの方法で抽出したものは粗脂肪ともいう。

穀類，種実類，豆類など一般に粉末となる植物性食品についてはソックスレー脂質抽出器による一般法で定量するが，液体試料の場合はレーゼ・ゴットリーブ法がよく利用される。牛乳および乳製品の脂質定量にはバブコック法，ゲルベル法などの各種の迅速法が利

用されている。

ソックスレー脂質抽出法

　試料をあらかじめ 95℃ で 2～3 時間乾燥後，エーテルを抽出溶媒とし，ソックスレー脂質抽出器を用いて 8～16 時間，食品から脂質を連続抽出したのち，抽出液からエーテルを留去し，さらに 95～100℃ で乾燥して得られた残留部を脂質とする。

【装置・器具】

① ソックスレー脂質抽出器　　図 5-4 のようにイ（冷却器），ロ（抽出管），ハ（受器）の 3 部からなり，この 3 部分はそれぞれすり合わせで連結するようになっている。抽出管ロの部分に試料を円筒ろ紙に入れその口に軽く脱脂綿をつめたものを入れる。受器ハの部分にエーテルを入れる。このエーテルはハを電気湯煎中で加温すると蒸発し，抽出管ロの側管 b よりイに達する。エーテルはここで液化され，抽出管内にたまる。エーテルがサイフォン a の上端に達すると再びハの部分に戻ってくる。これを繰り返すことによって試料中の脂質は抽出される。

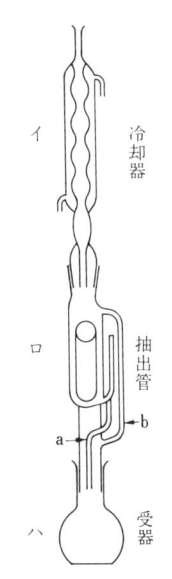

② 電気湯煎　　エーテルは非常に引火性が高いので，熱源は電気とする。

③ 電気定温乾燥器

④ デシケーター

⑤ 円筒ろ紙　　東洋ろ紙 No. 84。大きさは抽出管の直径よりも 4 mm 位小さめで，その長さも抽出管のサイフォンの最上部より 2～3 mm 短めのものがよい。

図 5-4　ソックスレー抽出器

【操　作】

A．受器の恒量測定

　洗浄した受器を水分定量時のアルミ皿の恒量を求める要領に従って，乾燥―放冷―秤量を繰り返して恒量 W_1 g を求める。

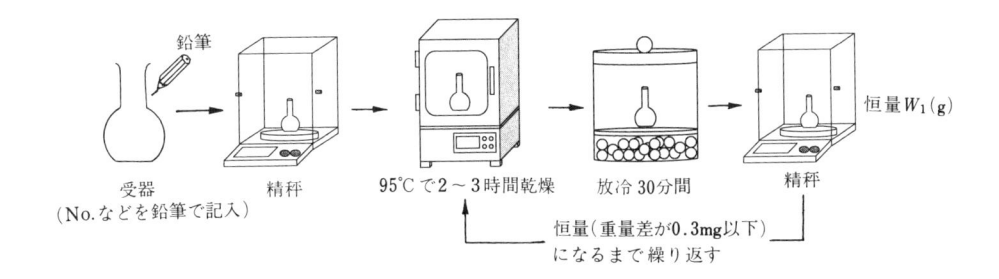

受器
(No. などを鉛筆で記入) → 精秤 → 95℃ で 2～3 時間乾燥 → 放冷 30 分間 → 精秤 → 恒量 W_1(g)

恒量（重量差が 0.3 mg 以下）になるまで繰り返す

B. 試料の秤取・乾燥

① 電子天秤を用いて粉末にした試料 5 g を薬包紙上にのせて秤取し，ついで精秤する。この秤量値を W_2 g とする。つぎにこれを円筒ろ紙に入れ，薬包紙のみを精秤する。この秤量値を W_3 g とする。円筒ろ紙に秤取した試料の量 S g は $(W_2 - W_3)$ g である。試料の量は円筒ろ紙の容積 2/3 以下とする。

② 試料の散出を防ぐため試料の入った円筒ろ紙の上部に軽く脱脂綿をつめる。

③ ②項の円筒ろ紙をビーカーに入れて乾燥器 (90〜100℃) で 2〜3 時間乾燥し，大部分の水分を除去した後，デシケーターに入れて放冷する。

注) 水分定量後の試料を用いる場合は，③項の操作は省略することができる。連続的に集中して分析実験が行える場合には，能率などから考えてこの方が望ましい。その際，水分定量用の試料秤取は 3 g 前後とする。

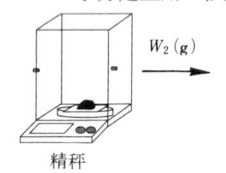

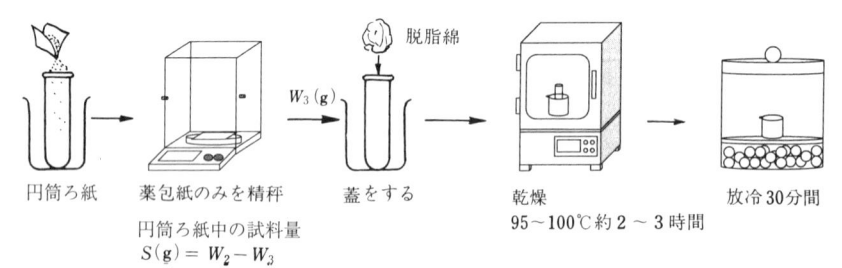

精秤　W_2 (g)

円筒ろ紙　薬包紙のみを精秤　蓋をする　乾燥　放冷 30 分間
円筒ろ紙中の試料量　　　　　　95〜100℃ 約 2〜3 時間
S (g) $= W_2 - W_3$　W_3 (g)　脱脂綿

C. 脂質の抽出

① 電気湯煎の温度をあらかじめ 60〜70℃ に調節しておく (冬季ならば水温が低いから早目に調節するとよい)。

② 円筒ろ紙を抽出管に入れる。なお，円筒ろ紙がサイフォン最上部より 2〜3 mm 下部にあることが望ましいので，長い場合には切りつめる必要がある。

③ 恒量を求めてある受器にエーテルを半分位 (2/3 以下) 入れる。

④ 冷却器 (あらかじめゴム管を接続して冷却水を通せるようにしておく)，抽出管，受器を図 5-4 に示すように連結して湯煎中に固定し，直ちに冷却水を通す。8〜16 時間継続加温し，脂質を完全に抽出する。冷却器の外側に水滴が付き，抽出管部に入るおそれがあるので冷却器の下部をガーゼで包みこのガーゼに吸い取らせて水滴が入るのを防ぐ。

⑤ 抽出の間，冷却器で冷却されたエーテルが冷却器下端から毎分約 80 滴滴下するように湯煎の温度を調節する。またエーテルが蒸発して量が減り，サイフォンによって受器に戻らない場合には，冷却器上端の口に脚の長いロートを用いてエーテルを注

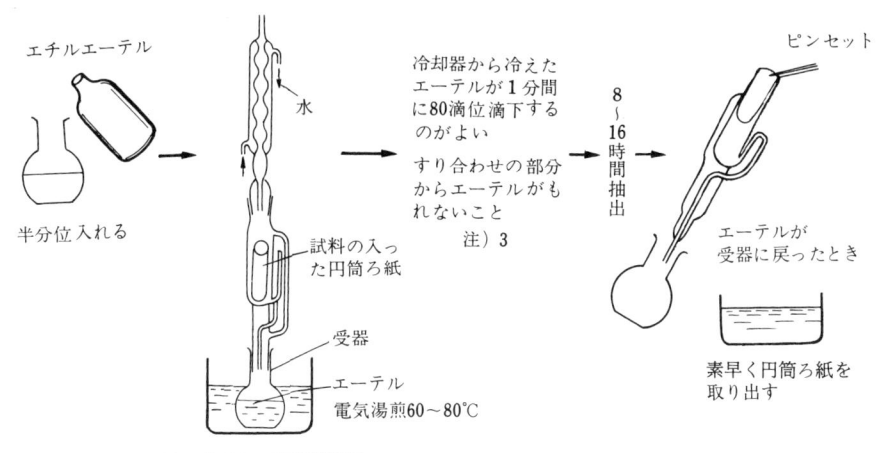

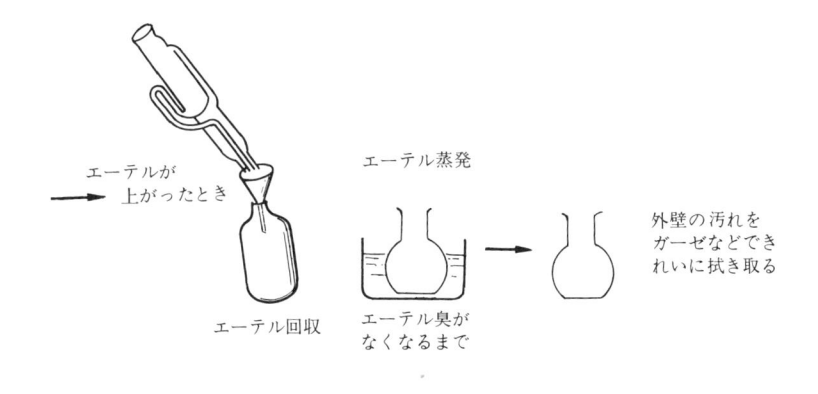

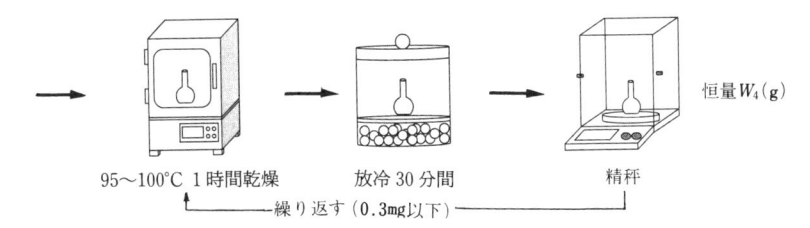

加する．この場合冷却器を抽出管から取りはずさないようにする．

D. 抽出後の受器の恒量測定

① 抽出終了後，抽出管を冷却器から注意して取りはずし（受器はそのまま），中の円筒ろ紙をピンセットで抜き出してビーカーに入れ，再び直ちに抽出管を冷却器に連結して加温を続け，抽出管のサイフォンの上部近くまでエーテルがたまったら抽出管を取り出しエーテルを回収する．

② 受器の中のエーテルが全部抽出管に移ったら受器を取りはずして湯煎上に置き，完

全にエーテルを蒸発させる(抽出管内に残ったエーテルは回収する)。この際，抽出管を少し傾ければ，サイフォンにより抽出管の下部からエーテルは出てくる。

③ 受器の外側をきれいなガーゼで完全に拭き取ってから，乾燥器(95～100℃に調節)に入れ，1時間乾燥する。
④ 乾燥後，デシケーターに入れて30分間放冷する。
⑤ 受器を天秤で精秤する。
⑥ 再び乾燥器に入れて30分間乾燥する。
⑦ 乾燥後，デシケーターで30分間放冷する。
⑧ 受器を天秤で精秤する。
⑨ 恒量に達するまで⑥～⑧項の操作を繰り返す。最後の秤量値 W_4 g を恒量とする。もし恒量に達する前に，減少しつつあった重量が再び増加するときは，その間の最小秤量値を恒量とする。脂肪はきわめて酸化されやすいので恒量を求めるときは，短時間で乾燥，放冷，秤量を行うようにする。

【結果算出法】

試料中の脂質は次式によって算出する。

$$\text{粗脂肪}(\%) = \text{脂肪重量} \times \frac{100}{\text{試料秤取量}} = (W_4 - W_1) \times \frac{100}{S}$$

W_1：受器の恒量 (g)
W_4：粗脂肪抽出後の受器の恒量 (g)
S：試料秤取量 (g) ($S = W_2 - W_3$)

5-7 炭水化物

炭水化物の定量は一般に精度があまり高くない。このため食品成分表や栄養調査のようにエネルギー計算を伴う場合，炭水化物は水分，タンパク質，脂質および灰分の合計含有量(％)を100％から引いた数値で表す約束になっている。これは可溶性無窒素物ともいわれる。なお，炭水化物の成分値には食物繊維も含まれている。

$$\text{炭水化物}(\%) = 100 - (\text{水分} + \text{タンパク質} + \text{脂質} + \text{灰分})$$

このように，炭水化物の値といっても差し引き計算によるものと実際に炭水化物として糖質を定量したものの2つがあり，目的に応じて使い分けることになっている。

炭水化物を定量する場合は糖質を定量することになるが食品中の糖質は，還元糖と非還元糖として存在し，前者の定量法にはベルトラン法，アンスロン硫酸法，ソモギー法，ソモギーの変法，ソモギー・ネルソン法などがあり，後者の定量は酸加水分解により還元糖にし，前者の方法を適用して定量する。

5-7-1 還 元 糖

ここでは食品分析によく用いられるベルトラン法について述べる。

ベルトラン法

還元糖液を硫酸銅とアルカリ性酒石酸カリウム・ナトリウム（ロッシェル塩）の混合溶液，すなわちフェーリング試薬とともに加熱すると，還元糖の量に応じて2価の銅イオンが次式のように還元されて，赤色の酸化第一銅（Cu_2O）（亜酸化銅）の沈殿を生じる。

$$2\,Cu(OH)_2 + R\text{-}CHO \rightarrow Cu_2O + 2\,H_2O + RCOOH \quad (1)$$
（フェーリング試薬　還元糖　酸化第一銅（赤色沈殿））

生成した酸化第一銅を硫酸第二鉄（$Fe_2(SO_4)_3$）の酸性溶液に溶解させると，酸化第一銅は酸化されて硫酸銅となり，硫酸第二鉄は硫酸第一鉄に還元される。

$$\underset{\text{酸化第一銅}}{\underset{1\text{価}\uparrow}{Cu_2O}} + \underset{\text{硫酸第二鉄}}{\underset{3\text{価}\uparrow}{Fe_2(SO_4)_3}} + H_2SO_4 \rightarrow 2\,\underset{2\text{価}\uparrow}{CuSO_4} + 2\,\underset{\text{硫酸第一鉄}}{\underset{2\text{価}\uparrow}{FeSO_4}} + H_2O \quad (2)$$

ここに生成した硫酸第一鉄を過マンガン酸カリウム溶液で滴定すれば，還元糖によって還元された銅量を計算により求めることができる。

$$\underset{\text{(緑色)}}{10\,FeSO_4} + \underset{\text{(赤紫色)}}{2\,KMnO_4} + \underset{\text{(無色)}}{8\,H_2SO_4} \rightarrow \underset{\text{(黄土色)}}{5\,Fe_2(SO_4)_3} + \underset{\text{(無色)}}{2\,MnSO_4} + \underset{\text{(無色)}}{K_2SO_4} + 8\,H_2O \quad (3)$$

このため還元糖の量は，消費した過マンガン酸カリウムに相当する銅の量を基にして実験的に得られるベルトラン糖類定量表から求めることになっている。この表の特徴は実験的に得られたもので，数値が糖質と比例していないことである。煮沸条件や時間も規定通り行わないと誤差が大きくなる。

【装置・器具】

① グラスフィルター（15 AG-4）
② ウイットのろ過装置

【試　薬】

① ベルトランA液（硫酸銅（$CuSO_4$）溶液）：　硫酸銅（$CuSO_4 \cdot 5\,H_2O$）40gを純水に溶解し全量を1lとする。
② ベルトランB液（アルカリ性ロッシェル塩溶液）：　酒石酸カリウム・ナトリウム（$C_4H_4O_6KNa \cdot 4\,H_2O$）200gを水酸化ナトリウム（NaOH）150gとともに純水に溶解し，室温まで放冷後全量を1lとする。
③ ベルトランC液（硫酸第二鉄（$Fe_2(SO_4)_3$）溶液）：　粉末硫酸第二鉄（$Fe_2(SO_4)_3 \cdot nH_2O$ ただし $n<1$）50gを純水500mlに溶解し，これに濃硫酸（H_2SO_4）200gを

少しずつ加え，室温まで放冷後全量を1 l とする。

④ ベルトランD液（過マンガン酸カリウム（$KMnO_4$）溶液）： 過マンガン酸カリウム 5g を純水に溶解し全量を 1 l とする。これを2日以上室温に放置後，グラスフィルター（3G-3）で自然ろ過し，ろ液の規定度係数を求めて褐色試薬びんに貯える。この放置およびろ過は混在する有機物により生成する二酸化マンガン（MnO_2）を除くために行う操作で，これを省略すると過マンガン酸カリウム（$KMnO_4$）の分解が起こり濃度が徐々に減ずる。

反応式より 0.1574 N 過マンガン酸カリウム溶液 1 ml は銅 10 mg に相当することになるので，作成したベルトランD液を 0.1574 N を目標にしてシュウ酸またはシュウ酸ナトリウム標準溶液を用いて規定度係数を求める。

$$2\,KMnO_4 + 3\,H_2SO_4 + 5\,C_2O_4H_2 \longrightarrow 2\,MnSO_4 + K_2SO_4 + 10\,CO_2 + 8\,H_2O \tag{4}$$

注）0.1574 N 過マンガン酸カリウム溶液 1 ml が Cu 10 mg に相当する理由

前述の反応式(2)より（Cu_2O のモル数）＝2×（$FeSO_4$ のモル数）

(3)より　　10×（$FeSO_4$ のモル数）＝2×（$KMnSO_4$ のモル数）

∴10×（Cu のモル数）＝10×（Fe のモル数）＝2×（$KMnSO_4$ のモル数）

5×（Cu のモル数）＝ 5×（Fe のモル数）＝（$KMnSO_4$ のモル数）

(4)より $KMnO_4$ 1 M は 5 N

5 M の Cu ＝ 5 N の $KMnO_4$

1 M の Cu ＝ 1 N の $KMnO_4$

Cu 1 M は 63.54 g/l

63.54 g/l の Cu ＝ 1 N $KMnO_4$

10 mg の Cu ＝ 0.1574 N $KMnO_4$ 1 ml

∴ 0.1574 N $KMnO_4$ 1 ml は Cu $\left(63.54 \times 0.1574 \times \dfrac{1}{1000} \times 1000\right)$ 10 mg に相当する。

⑤ 中性酢酸鉛（$Pb(CH_3COO)_2$）飽和溶液： 中性酢酸鉛（$Pb(CH_3COO)_2 \cdot 3\,H_2O$）を純水に飽和になるまで溶解する（15℃の純水 100 ml に約 40 g 溶解）。

⑥ 無水シュウ酸ナトリウム（$C_2O_4Na_2$）

【試料溶液の調製】

試料の秤取は試料溶液 20 ml 中に還元糖 20〜90 mg を含むようにする。

A. 固体試料の場合

① 前述の範囲内の還元糖を含む試料を正確に秤取する。果実では還元糖を 5〜20% 含むので 2〜10 g，野菜では 2〜5% を含むので 10〜20 g 秤取する。

② 乳鉢で完全に磨砕する（ミキサーでもよい）。

③ 純水を加えて 200 ml のメスフラスコに洗い込む（このときの純水の使用量は約 100

ml とする)。

④ 中性酢酸鉛飽和溶液を沈殿が生じなくなるまで加え(通常 2 ml 以下)、よく混合する(2 分位振る)。これは共存するタンパク質、色素類などが還元糖の定量を妨害するのでそれらを除く操作である。

⑤ 純水を加えて全量を 200 ml とする。

⑥ 乾燥ろ紙でろ過する。

⑦ ろ液に無水シュウ酸ナトリウムを沈殿が生じなくなるまで加えて鉛をシュウ酸鉛として完全に沈殿させる。

⑧ シュウ酸鉛を乾燥ろ紙を用いてろ別し、ろ液を試料溶液とする。

B. 液体試料の場合

① 20〜90 mg の還元糖を含む量を正確に秤取し、200 ml のメスフラスコに入れる。

② 純水を約 100 ml 加えてよく混合する。

③ 以下の操作は、固体試料の場合の④〜⑧項と同様に行う。

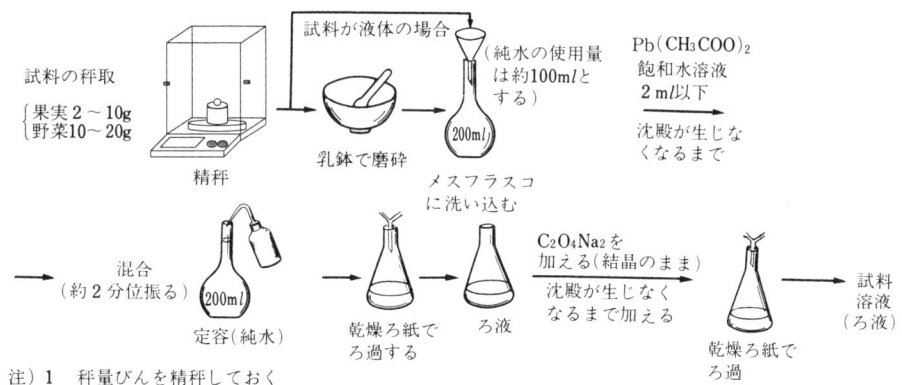

注) 1 秤量びんを精秤しておく
注) 2 タンパク質をわずかしか含まない固体試料では磨砕して純水で 200 ml メスフラスコに洗い込み定容、ろ過して試料液とする。液体試料は定容し試料液とする

【操 作】

A. 酸化第一銅の生成

① 試料溶液 20 ml をホールピペットで正確に 200〜250 ml 容三角フラスコに秤取する。この場合の液量は必ず 20 ml とし濃度の高いときは適当量採取して純水で液量を 20 ml とする。

② ベルトラン A 液とベルトラン B 液をメスシリンダーで各 20 ml ずつ加えよく混合する。

③ セラミック付金網をのせた三脚の上に三角フラスコを置き、ガスバーナーで炎が底部のみにあたるように注意して加熱する。

④ 沸騰し始めたら火力を弱め、正確に 3 分間緩やかに沸騰を続ける。この沸騰時間は厳密に守らねばならない。深青色の溶液の中に赤い酸化第一銅の沈殿がみえる。沸

騰終了後上澄液は青色を呈していることが必要であり，もし無色になった場合には試料溶液中の還元糖が多すぎるので，試料溶液を希釈してやり直す。

⑤ 三角フラスコを三脚からおろして傾斜させて急冷し，空の三角フラスコをウイットのろ過装置の中に入れ，グラスフィルターを装置に取り付けて上澄液だけを傾斜法でグラスフィルターに注ぎ（生成した酸化第一銅の赤色沈殿は三角フラスコ内に残存させ，できるだけ空気に接触しないように常に溶液中にあるようにする）水流ポンプを用いて緩やかに吸引ろ過する。

⑥ 沈殿は温水 50 ml を用いて洗浄し，しばらく静置して（フラスコを傾斜させて静置し沈殿をフラスコの一隅に集めるようにする），沈殿が沈降したら，再び上澄液のみを ⑤ 項の操作と同様に傾斜法でろ過器のフィルターに移す。この場合も沈殿物が空気と接触しないようにするため，温水を少量常に三角フラスコに残す。フィルター上にも少量の沈殿物が移行するが，この場合も沈殿物を空気に触れないようにする。この操作を数回繰り返し沈殿を洗浄するが，フィルター上には液の切れ目がないように加える。

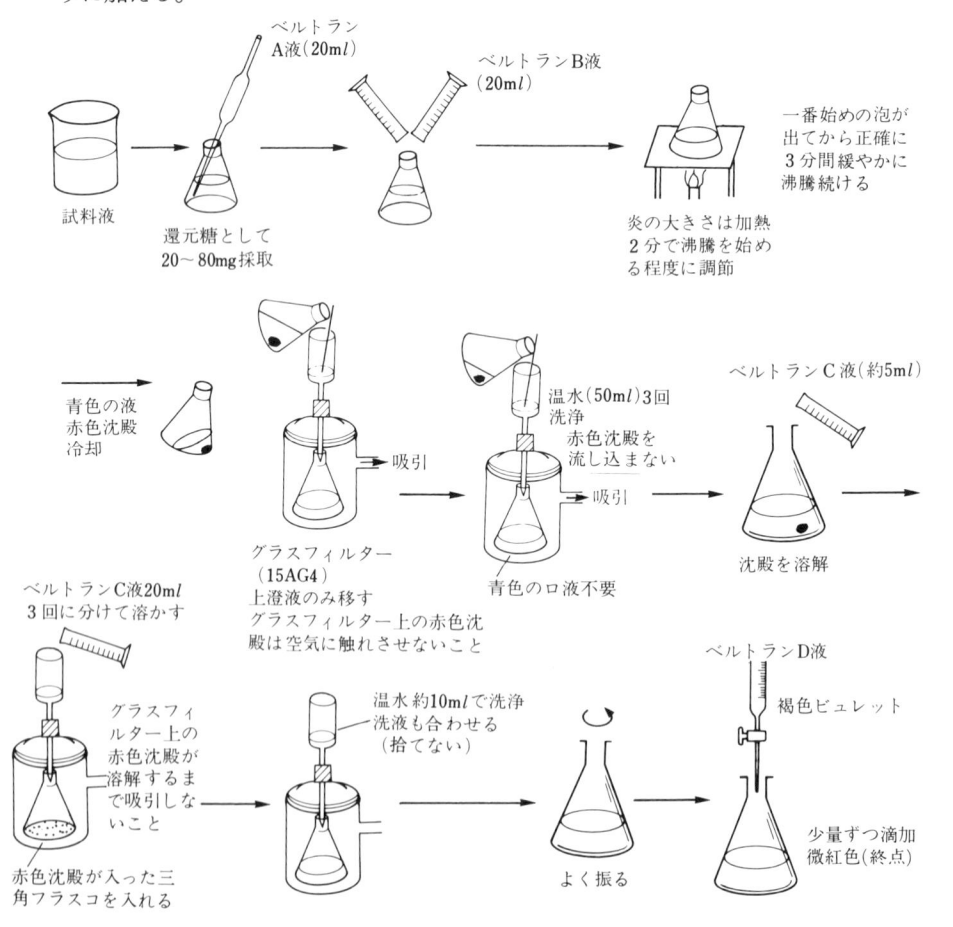

B. 酸化第一銅の溶解

① 沈殿の入った三角フラスコにベルトランC液約5mL加えて沈殿物を溶解させ，その三角フラスコをろ過装置内の洗液の入った三角フラスコと交換する。

② ベルトランC液約20mLをメスシリンダーに測り取り，3～4回に分けてグラスフィルターに注加し，沈殿物を完全に溶解させながら吸引ろ過する（ろ液は緑色を呈する）。

③ さらに温水約10mLでグラスフィルターを数回洗浄する。洗液も全て吸引して三角フラスコに集める。

C. 滴　定

① ろ過装置から三角フラスコを取り出し，よく振って酸化第一銅の沈殿を完全に溶解させる。

② 褐色ビュレットからベルトランD液を滴下し，色調が微紅色を呈した点を終点とする。

【結果算出法】

試料溶液20mL中の銅量を求め，ついでその銅量に相当する目的の還元糖の重量をベルトラン糖類定量表（表5-3）から求める。

$$\text{糖液20mL中の銅 (mg)} = 10 \times \text{D液の滴定値} \times \text{D液の規定度係数}(F)$$

銅量に一致する数値がベルトラン表にない場合は，その銅量の大小両側の数値から比例配分により求める。

糖類 (mg)	各糖類に相当する銅重量(mg)	
	転化糖	ブドウ糖
60	112.6	112.8
61	114.3	114.5
62	115.9	116.2

〔例1〕　ブドウ糖の銅量114.5mgのとき
　　　→ブドウ糖61mg

〔例2〕　転化糖の銅量115.4mgのとき
　　　→比例配分で求める

$$61 + \frac{115.4 - 114.3}{(115.9 - 114.3)} = 61 + \frac{1.1}{1.6}$$
$$= 61 + 0.7 = 61.7 \text{ (mg)}$$

ここで得られた糖量に希釈倍数を乗じて試料中の還元糖量を求める。

$$\text{還元糖 (\%)} = A \times D \times \frac{100}{S}$$

A：ベルトラン表から求めた糖 (g)
D：希釈倍数
S：試料秤取量 (g)

表5-3 ベルトラン糖類定量表

糖類 mg	各糖類に相当する銅重量 (mg)					糖類 mg	各糖類に相当する銅重量 (mg)				
	転化糖	ブドウ糖	ガラクトース	麦芽糖	乳糖		転化糖	ブドウ糖	ガラクトース	麦芽糖	乳糖
10	20.6	20.4	19.3	11.2	14.4	56	105.7	105.8	101.5	61.4	76.2
11	22.6	22.4	21.2	12.3	15.8	57	107.4	107.6	103.2	62.5	77.5
12	24.6	24.3	23.0	13.4	17.2	58	109.2	109.3	104.9	63.5	78.8
13	26.5	26.3	24.9	14.5	18.6	59	110.9	111.1	106.6	64.6	80.1
14	28.5	28.3	26.7	15.6	20.0	60	112.6	112.8	108.3	65.7	81.4
15	30.5	30.2	28.6	16.7	21.4	61	114.3	114.5	110.0	66.8	82.7
16	32.5	32.2	30.5	17.8	22.8	62	115.9	116.2	111.6	67.9	83.9
17	34.5	34.2	32.3	18.9	24.2	63	117.6	117.9	113.3	68.9	85.2
18	36.4	36.2	34.2	20.0	25.6	64	119.2	119.6	115.0	70.0	86.5
19	38.4	38.1	36.0	21.1	27.0	65	120.9	121.3	116.6	71.1	87.7
20	40.4	40.1	37.9	22.2	28.4	66	122.6	123.0	118.3	72.2	89.9
21	42.3	42.0	39.7	23.3	29.8	67	124.2	124.7	120.0	73.3	90.3
22	44.2	43.9	41.6	24.4	31.1	68	125.9	126.4	121.7	74.3	91.6
23	46.1	45.8	43.4	25.5	32.5	69	127.5	128.1	123.3	75.4	92.8
24	48.1	47.7	45.2	26.6	33.9	70	129.2	129.8	125.0	76.5	94.1
25	49.8	49.6	47.0	27.7	35.2	71	130.8	131.4	126.6	77.6	95.4
26	51.7	51.5	48.9	28.9	36.6	72	132.4	133.1	128.3	78.6	96.7
27	53.6	53.4	50.7	30.0	38.0	73	134.0	134.7	130.0	79.7	98.0
28	55.5	55.3	52.5	31.1	39.4	74	135.6	136.3	131.5	80.8	99.1
29	57.4	57.2	54.4	32.2	40.7	75	137.2	137.9	133.1	81.8	100.4
30	59.3	59.1	56.2	33.3	42.1	76	138.9	139.6	134.8	82.9	101.7
31	61.1	60.9	58.0	34.4	43.4	77	140.5	141.2	136.4	84.0	102.9
32	63.0	62.8	59.7	35.5	44.8	78	142.1	142.8	138.0	85.1	104.2
33	64.8	64.6	61.5	36.5	46.1	79	143.7	144.5	139.7	86.2	105.4
34	66.7	66.5	63.3	37.6	47.4	80	145.3	146.1	141.3	87.2	106.7
35	68.5	68.3	65.0	38.7	48.7	81	146.9	147.7	142.9	88.3	107.9
36	70.3	70.1	66.8	39.8	50.1	82	148.5	149.3	144.6	89.4	109.2
37	72.2	72.0	68.6	30.9	51.4	83	150.0	150.9	146.2	90.4	110.4
38	74.0	73.8	70.4	31.9	52.7	84	151.6	152.5	147.8	91.5	111.7
39	75.9	75.7	72.1	33.0	54.1	85	153.2	154.0	149.4	92.6	112.9
40	77.7	77.5	73.9	44.1	55.4	86	154.8	155.6	151.1	93.7	114.1
41	79.5	79.3	75.6	45.2	56.7	87	156.4	157.2	152.7	94.8	115.4
42	81.2	81.1	77.4	46.3	58.0	88	157.9	158.8	154.3	95.8	116.6
43	83.0	82.9	79.1	47.4	59.3	89	159.5	160.4	156.0	96.9	117.9
44	84.8	84.7	80.8	48.5	60.6	90	161.1	162.0	157.6	98.0	119.1
45	86.5	86.4	82.5	49.5	61.9	91	162.6	163.6	159.2	99.0	120.3
46	88.3	88.2	84.3	50.6	63.3	92	164.2	165.2	160.8	100.1	121.6
47	90.1	90.0	86.0	51.7	64.6	93	165.7	166.7	162.4	101.1	122.8
48	91.9	91.8	87.7	52.8	65.9	94	167.3	168.3	164.0	102.2	124.0
49	93.6	93.6	89.5	53.9	67.2	95	168.8	169.9	165.6	103.2	125.2
50	95.4	95.4	91.2	55.0	68.5	96	170.3	171.5	167.2	104.2	126.5
51	97.1	97.1	92.9	56.1	69.8	97	171.9	173.1	198.8	105.3	127.7
52	98.8	98.9	94.6	57.1	71.1	98	173.4	174.6	170.4	106.3	128.9
53	100.6	100.6	96.3	58.2	72.4	99	175.0	176.2	172.0	107.4	130.2
54	102.2	102.3	98.0	59.3	73.7	100	176.5	177.8	173.6	108.4	131.4
55	104.0	104.1	99.7	60.3	74.9						

5-7-2 非還元糖

ショ糖の定量

　ショ糖はブドウ糖と果糖からなる二糖類であるが，酸で容易に加水分解されて転化糖となる。これはフェーリング試薬に対して還元性を示すので，ベルトラン法で定量できる。この方法で定量された転化糖に係数 0.95 を乗じてショ糖量とする。

【試　薬】
① 0.1 N 塩酸（HCl）溶液
② 0.1 N 水酸化ナトリウム（NaOH）溶液
③ ベルトラン法で用いる試薬

【試料溶液の調製】
① ショ糖の秤取量は加水分解する糖液 50 ml 中に 0.25～1.25 g のショ糖を含むように調製する。すなわち，固体試料では 200 ml に定容としたものをろ過しろ液を 50 ml 採取し，加水分解後 250 ml にするのでショ糖定量の試料秤取量は還元糖定量時の 5 倍となる。例えば濃縮ジュース，濃厚乳酸飲料などは約 60 % のショ糖を含んでいるので 1 g 前後を精秤し純水で 50 ml とし，0.1 N 塩酸溶液 15 ml を加えて加水分解すればよい。
② タンパク質を多く含む試料では，還元糖の場合の試料溶液と同様にして除タンパクを行い（p.99），純水で 200 ml に定容する。
③ 約 2 分間よく振って混和後，乾燥ろ紙でろ過し，ろ液中の鉛をシュウ酸ナトリウムを用いてシュウ酸鉛の沈殿物とし，再び乾燥ろ紙でろ別し，ろ液を 50 ml 正確にホールピペットで採取して 250～300 ml 容の三角フラスコに入れる。
④ 0.1 N 塩酸溶液 15 ml を加え，沸騰湯浴中に浸して，ときどき振り混ぜながら 30 分間加熱して加水分解を行う。終了後流水中で速やかに冷却する。
⑤ 0.1 N 水酸化ナトリウム溶液 15 ml を加えて中和し，250 ml 容メスフラスコに純水で洗い込み定容する。

【操　作】
　糖液の中から 20 ml を正確にホールピペットで採取して以下還元糖の定量に準じて操作する。得られた数値に 0.95 を乗ずればショ糖が求められる（ベルトラン表は転化糖のものを使用する）。

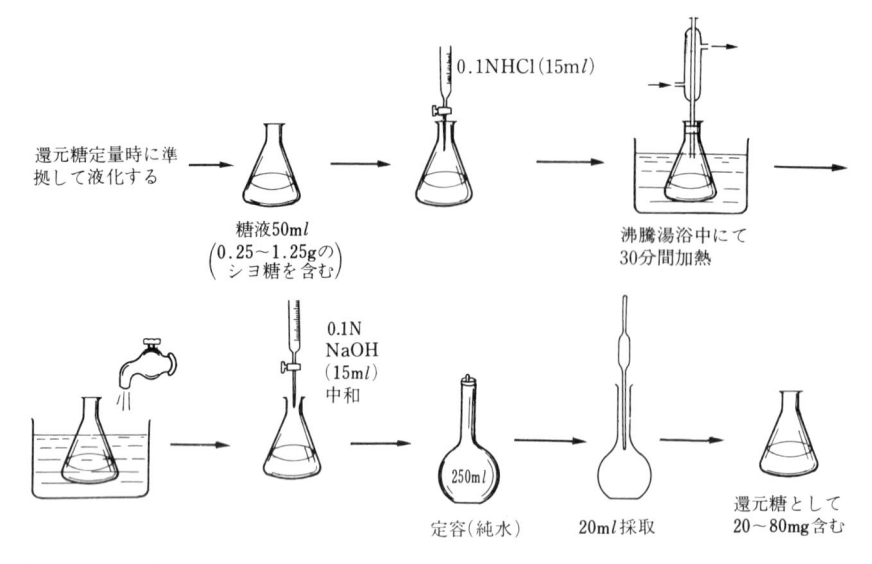

【結果算出法】

$$ショ糖 (\%) = A \times 0.95 \times D \times \frac{100}{S}$$

A：ベルトラン表から求めた糖量 (g)
D：希釈倍数
S：試料採取量 (g)
0.95：ショ糖と転化糖の分子量の比

$$\frac{C_{12}H_{22}O_{11}の分子量}{C_6H_{12}O_6の分子量 \times 2} = \frac{342}{180 \times 2} = 0.95$$

デンプンの定量

　デンプンはブドウ糖からなる多糖類であるので、酸で加水分解されるとブドウ糖となる。よってベルトラン法で定量ができ、この方法で定量されたブドウ糖に係数 0.90 を乗じてデンプン量とする。この方法はデキストリンの場合にもそのまま用いることができる。

【試　薬】

① 25％塩酸 (HCl) 溶液：　濃塩酸 (HCl) と純水を 25：10 の割合に混合する。比重計で比重 1.126 前後であることを確認する。
② 10％水酸化ナトリウム (NaOH) 溶液：　水酸化ナトリウム (NaOH) 10g を純水 90ml に溶解する。25％塩酸 (HCl) 5ml に対する中和量を求めておく。
③ ベルトラン法で用いる試薬

【試料溶液の調製】

① デンプンとして 1〜2g の試料を正確に 500ml 容の三角フラスコに秤取する。
② 純水 200ml と 25％ 塩酸（HCl）溶液 20ml をビュレットで加え，ガラス管冷却器を付けて沸騰湯煎中に入れてときどき振ぜながら 2.5 時間加熱する。このときの加水分解温度，時間を厳守しないと定量値が低くなる。また，ガラス管冷却器は加熱中に液量が減少しない充分な長さのものを使用する。
③ 終了後，流水下で速やかに冷却する。
④ あらかじめ 25％ 塩酸（HCl）溶液 20ml を中和するに要する量を予備滴定で求めておいた 10％ 水酸化ナトリウム（NaOH）溶液を加えて中和し，500ml 容メスフラスコに純水で洗い込み定溶する。
⑤ 定溶後，ろ紙を用いてろ過し，ろ液を糖液とする。

【操　作】

糖液の中から 20ml を正確にホールピペットで採取し，以下ベルトラン法で糖量を定量する。得られた値に 0.90 を乗じたものがデンプン量となる（ベルトラン表はブドウ糖欄を用いる）。

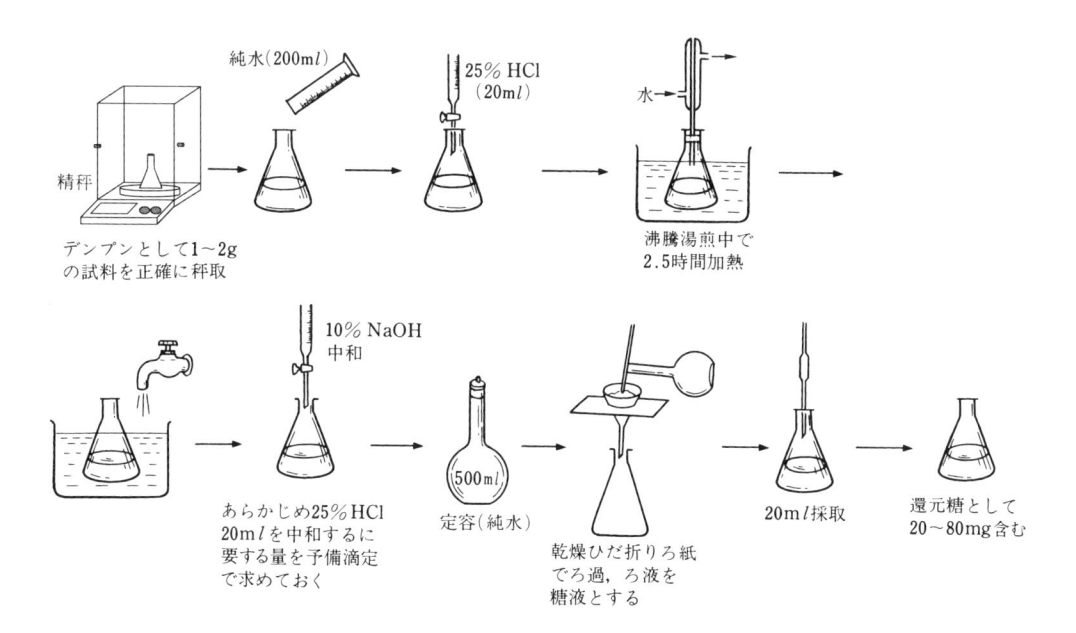

【結果算出法】

試料中のデンプン量は次式によって算出する。

$$デンプン（\%）= A \times 0.90 \times D \times \frac{100}{S}$$

A：ベルトラン表から求めた糖量（g）
D：希釈倍数
S：試料秤取量（g）
0.90：デンプンとブドウ糖の分子量の比

$$\frac{(C_6H_{10}O_5)_n の分子量}{(C_6H_{12}O_6)_n の分子量} = \frac{162 \times n}{180 \times n}$$

5-7-3 全糖量の測定

糖質を加水分解（p.105 参照）して還元糖に変え，除タンパク処理（p.99 参照）した試料をソモギーの変法，ソモギー・ネルソン法により還元糖として測定する。

ソモギーの変法

銅塩還元法とヨウ素滴定法を併用した方法で，まず還元糖をアルカリ性銅試薬とともに加熱すると2価の銅イオンが次式のように還元されて，赤色の酸化第一銅(Cu_2O)（亜酸化銅）の沈殿を生じる。

$$CuSO_4 + R\text{-}CHO \rightarrow Cu_2O + 2H_2O + RCOOH$$
硫酸銅　　還元糖　　酸化第一銅
　　　　　　　　　（赤色沈殿）

生成した酸化第一銅は硫酸酸性下でヨウ素酸カリウムとヨウ化カリウムと混和するとヨウ素酸カリウムとヨウ化カリウムから遊離するヨウ素を定量的に消費する。

$$KIO_3 + 5KI + 3H_2SO_4 \rightarrow 3I_2 + 3K_2SO_4 + 3H_2O$$
$$Cu_2O + H_2SO_4 \rightarrow 2Cu^+ + SO_4^{2-} + H_2O$$
$$2Cu^+ + I_2 \rightarrow 2Cu^{2+} + 2I^-$$

つぎに残存したヨウ素をチオ硫酸ナトリウムで滴定し，消費したヨウ素量を求め，これから糖量を算出する。

$$2Na_2S_2O_3 + I_2 \rightarrow Na_2S_4O_6 + 2NaI$$

【試　薬】

① A液：　酒石酸カリウム・ナトリウム（$C_4H_4KNaO_6 \cdot 4H_2O$）90g，リン酸三ナトリウム（$Na_3PO_4 \cdot 12H_2O$）225g を純水 700 ml に溶解する。これに硫酸銅（$CuSO_4 \cdot 5H_2O$）30g，ヨウ素酸カリウム（KIO_3）3.5g をそれぞれ純水に溶解したものを混和し，純水で 1 l とする。

② B液：　シュウ酸カリウム（$K_2C_2O_4 \cdot H_2O$）90g，ヨウ化カリウム（KI）40g を純水に溶解して 1 l とする。1週間以上の保存はできない。

③ C液（2N 硫酸（H_2SO_4））

④ D液（0.05N チオ硫酸ナトリウム（$Na_2S_2O_3$））

5 定量分析の実際   107

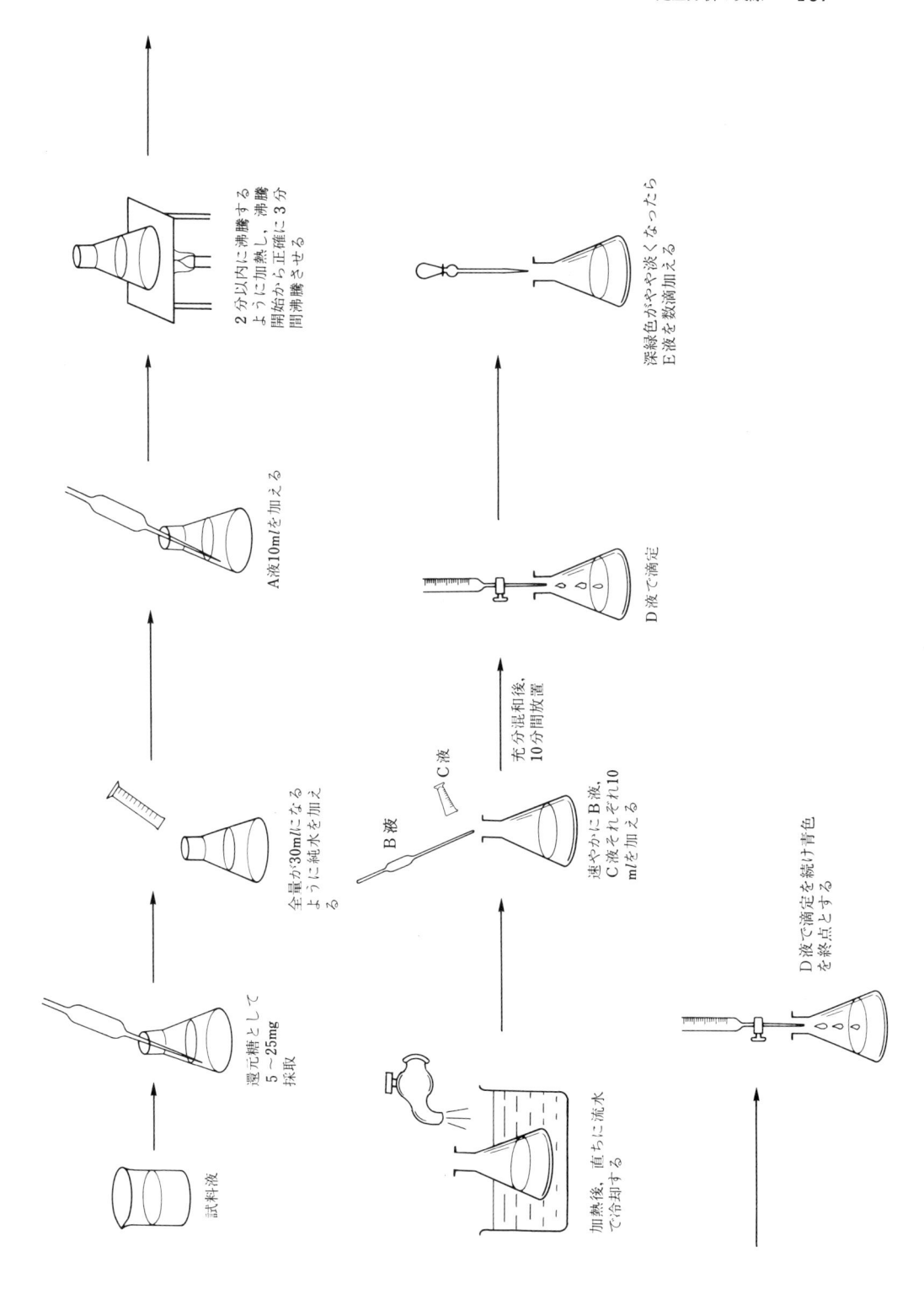

試料液 → 還元糖として5〜25mg採取 → 全量が30mlになるように純水を加える → A液10mlを加える → 2分以内に沸騰するように加熱し、沸騰開始から正確に3分間沸騰させる →

→ 加熱後、直ちに流水で冷却する → 速やかにB液、C液それぞれ10mlを加える（B液、C液） → 充分混和後、10分間放置 → D液で滴定 → 深緑色がやや淡くなったらE液を数滴加える → D液で滴定を続け青色を終点とする

〔調製法1〕検量線使用のとき

チオ硫酸ナトリウム（$Na_2S_2O_3 \cdot 5H_2O$）12.4gを純水で1lにする。規定度係数は求めておかなくてよい。

〔調製法2〕検量線不使用のとき

チオ硫酸ナトリウム（$Na_2S_2O_3 \cdot 5H_2O$）12.4gを純水で1lにし，常法（p.143参照）により正確に規定度係数を求めておく。

注）0.05Nチオ硫酸ナトリウム1mlに相当する各種糖類の量を表5-4に示した。

⑤ E液（デンプン指示薬）

可溶性デンプン1gを少量の純水に溶き，沸騰水60mlと混和後，2～3分間煮沸し，放冷後，塩化ナトリウム（NaCl）20gを加え，純水で100mlとする。

表5-4 チオ硫酸ナトリウム溶液1mlに相当する各種糖類の量（mg）

糖	0.05N $Na_2S_2O_3$
グルコース	1.449
フラクトース	1.44
マルトース	2.62
キシロース	1.347

⑥ 還元糖標準溶液

還元糖1.0000gを純水で1lに定容する。

【操　作】

① 100ml容三角フラスコに試料溶液（5～25mgの還元糖を含む）を採取する。

② 全量が30mlになるように純水を加える。

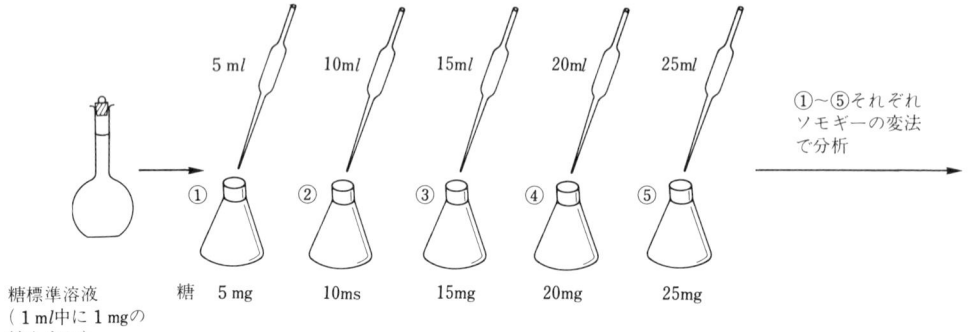

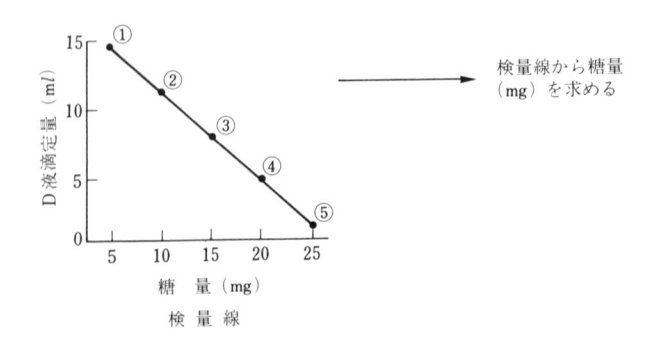

③ ホールピペットで正確にA液10mlを加える。
④ 2分以内に沸騰するように加熱し，沸騰開始から正確に3分間沸騰させる。
⑤ 加熱後，直ちに流水下で冷却する。
⑥ 速やかにホールピペットで正確にB液を，またメートルグラスでC液それぞれ10mlを加え，充分混和後，10分間放置し，よく反応させる。
⑦ D液で滴定し，ヨードの深緑色がやや淡くなったら指示薬としてE液を1，2滴加えて滴定を続け，青色点を終点とする。

〈検量線の作成〉

試料溶液中の還元糖含量は，還元糖標準溶液を用いてあらかじめ作成しておいた検量線から求める。

還元糖標準溶液をそれぞれ0，5，10，15，20，25mlずつ取り，試料溶液と同様に操作する。

【結果算出法】

〈検量線使用のとき〉

$$全糖量（\%）= A \times 1/1000 \times D \times 100/S$$

　A：検量線から求めた還元糖量（mg）
　S：試料秤取量（g）
　D：希釈倍数

〈検量線不使用のとき〉

$$全糖量（\%）= A \times (V-V') \times F \times D \times 100/S \times 1/1000$$

　V：同一条件下において純水で行ったD液の滴定値（ml）
　V'：試料溶液を用いた時のD液の滴定値（ml）
　F：D液の規定度係数
　A：D液1mlに相当する糖量（mg）
　S：試料秤取量（g）
　D：希釈倍数

ソモギー・ネルソン法

還元糖をアルカリ性銅試薬とともに加熱すると2価の銅イオンが次式のように還元されて，赤色の酸化第一銅（Cu_2O）（亜酸化銅）の沈殿を生じる。

$$CuSO_4 + R\text{-}CHO \rightarrow Cu_2O + 2H_2O + RCOOH$$
　硫酸銅　　還元糖　　　酸化第一銅
　　　　　　　　　　　　（赤色沈殿）

生じた酸化第一銅を硫酸酸性下でヒ素モリブデン酸塩と反応させて，モリブデン青として比色する。

$$Cu_2O + H_2SO_4 \rightarrow 2\,Cu^+$$
$$2\,Cu^+ + MoO_4{}^{2-} + SO_4{}^{2-} \rightarrow 2\,Cu^{2+} + モリブデン青$$

アルカリ性銅試薬と反応を利用するため，ソモギー変法と同様にアルカリ度と加熱時間の間に密接な関係がある。また酸化第一銅の空気酸化を防ぐため反応容器として，口径のそろった試験管にキャップを付ける必要がある。

【試　薬】

① 銅試薬
   A液：硫酸銅（$CuSO_4 \cdot 5\,H_2O$）15gを純水で溶解し100mlとする。
   B液：無水炭酸ナトリウム（Na_2CO_3）25g，酒石酸ナトリウムカリウム（$C_4H_4KNaO_6 \cdot 4\,H_2O$）25g，炭酸水素ナトリウム（$NaHCO_3$）20g，無水硫酸ナトリウム（$Na_2SO_4$）200gを純水で溶解し1lとする。使用直前にA液1ml，B液25mlの割合で混和し，銅試薬として用いる。A液は25℃以上で保存。

② ネルソン試薬：モリブデン酸アンモニウム（$(NH_4)_6Mo_7O_{24} \cdot 4\,H_2O$）25gを純水900mlに溶解し，これに濃硫酸（$H_2SO_4$）42gおよび純水50mlに溶解したヒ酸二ナトリウム（$Na_2HAsO_4 \cdot 7\,H_2O$）3gを加え，純水で1lとする。

③ 還元糖標準溶液：還元糖1.0000gを純水で1lに定容する。

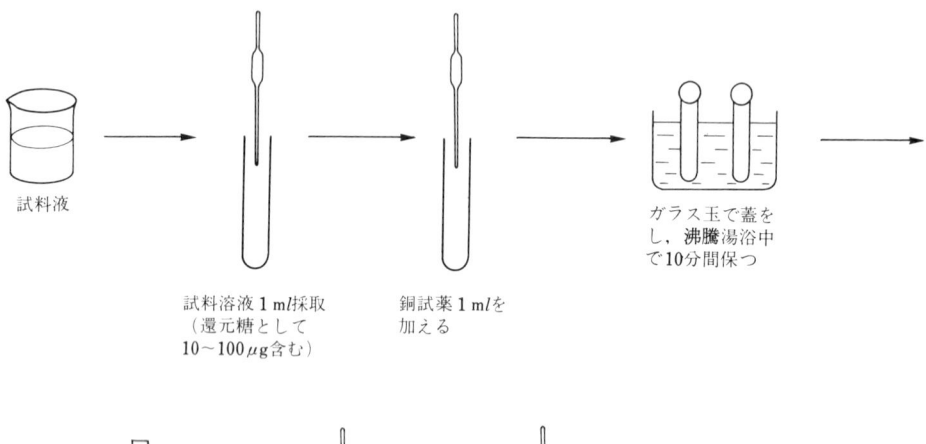

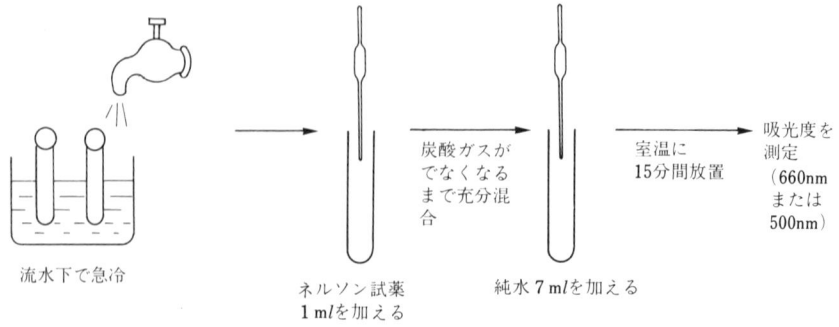

【操 作】

① 試験管に試料溶液（還元糖として 10～100 μg 含む）を 1 ml 取り，銅試薬 1 ml を加える。
② ガラス玉で蓋をし，沸騰湯浴中で 10 分間保つ。
③ 流水下で急冷後，ネルソン試薬 1 ml を加えて，炭酸ガスが出なくなるまで充分混合し酸化第一銅を溶かし発色させる。
④ 純水 7 ml を加え，15 分間放置後，660 nm（または 500 nm）の吸光度を測定する。試料を純水として測定した値を盲検値とする。

〈検量線の作成〉

試料溶液中の還元糖含量は，還元糖標準溶液を用いてあらかじめ作成しておいた検量線から求める。

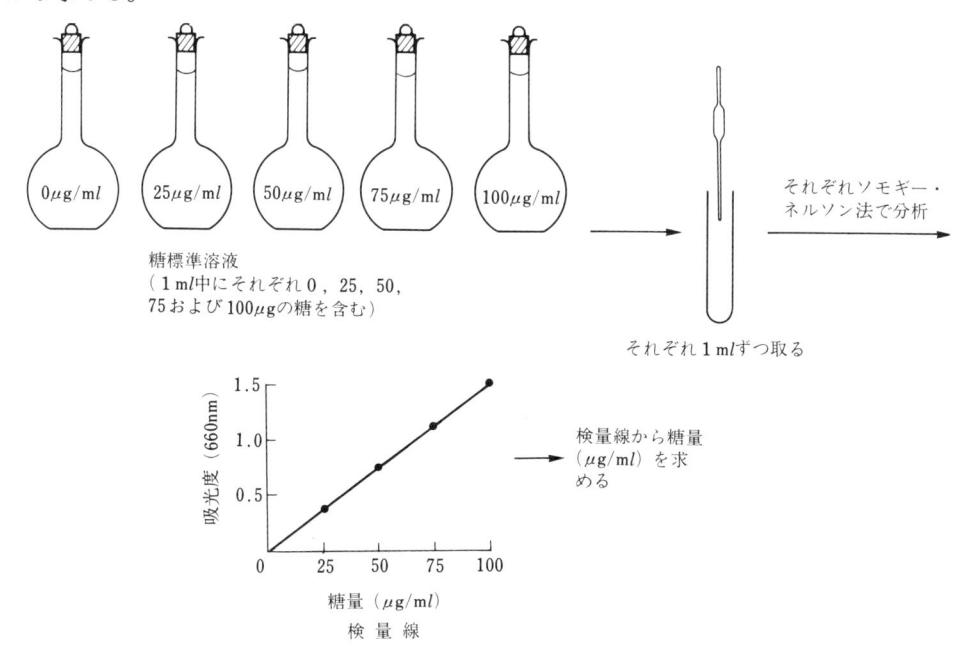

糖標準溶液
（1 ml 中にそれぞれ 0，25，50，75 および 100 μg の糖を含む）

それぞれ 1 ml ずつ取る → それぞれソモギー・ネルソン法で分析

検量線から糖量（μg/ml）を求める

検量線

【結果算出法】

$$全糖量（\%）= A \times 1/1\,000 \times 1/1\,000 \times D \times 100/S$$

A：検量線から求めた還元糖量（μg）
S：試料秤取量（g）
D：希釈倍数

5-7-4 微量の全糖の測定法

通常の炭水化物量は，タンパク質，脂質，灰分，および水分の差し引きでの値である。しかし，肉類や魚介類などの動物性食品の場合，炭水化物は微量なため，通常の炭水化物

量の求め方では正確な値が求めにくい。そこで，このような場合，肉類や魚介類などの炭水化物はブドウ糖およびグリコーゲンが水溶性であることを利用し，下記の方法が用いられる。

原理 食品中のタンパク質をトリクロロ酢酸を用いて沈殿除去させ，上清中の水溶性糖をアンスロン硫酸法によりブドウ糖として測定する。

通常，タンパク質を沈殿させる場合，トリクロロ酢酸の終濃度は10％（w/v）である。

【装置・器具】

① 分光光度計
② ホモジナイザー
③ 遠沈管
④ 共栓付試験管
⑤ 遠心分離器

【試　薬】

① 10％(w/v)トリクロロ酢酸溶液：　トリクロロ酢酸10gを純水に溶解し全量を100 mlとする。
② 5％(w/v)トリクロロ酢酸溶液：　トリクロロ酢酸5gを純水に溶解し全量を100 mlとする。
③ 0.2％(w/v)アンスロン溶液：　アンスロン200mgを75％(v/v)硫酸で全量を100mlとする。用時調製する。
④ ブドウ糖水溶液：　1.00g/l水溶液を作製後，この溶液を用いて，0，10, 20, 40, 80, 160mg/l水溶液を作製する。

【試料溶液の調製】

① 試料約5gを精秤し，ホモジナイズ用カップに入れ，さらに10％(w/v)トリクロロ酢酸溶液10mlを添加する。
② ホモジナイザーにて10,000rpmでホモジナイズする。ホモジナイズは，熱くなるので，氷冷しながら3分間行う。
③ ホモジナイズ溶液を遠沈管に移す。また，ホモジナイズで使用したカップおよび刃を5％(w/v)トリクロロ酢酸溶液計20mlで洗いこみ，この溶液も遠沈管に入れる。
④ 遠心器で4℃，2,000rpmで5分間遠心する。
⑤ 上澄み液を200mlのメスフラスコに入れる。
⑥ 沈殿物には5％(w/v)トリクロロ酢酸溶液20ml入れ，懸濁させる。
⑦ 遠心器で4℃，2,000rpmで5分間遠心する。
⑧ 上澄み液を200mlのメスフラスコに入れる。
⑨ ⑥〜⑧を再度繰り返す。

⑩　水で，200 ml にし，よく混ぜる。
⑪　ろ紙（ADVANTEC No. 5 B 相当品）を用いて，ろ過し，この溶液を全糖試験溶液とする。

【測定操作】
①　共栓付試験管にアンスロン溶液を正確に 10 ml 入れる。硫酸が入っているので，この後の操作で発熱するのを防ぐため，十分に冷却する。
②　全糖試験溶液 1 ml を静かに共栓付試験管に入れ，直ちに激しく振り混ぜる。
③　10 分間煮沸後，冷却し，波長 620 nm にて吸光度を測定する。同時に，既知濃度のブドウ糖水溶液の吸光度も測定し，検量線を作成する。

【結果算出法】
①　ブドウ糖の検量線からサンプルのブドウ糖濃度を算出する。
②　そのブドウ糖濃度から下式を用いて全糖含量（g/100g）を算出する。

$$全糖含量（g/100g）= \frac{S \times 200 \text{ (ml)} \times 希釈倍数 \times 100}{1 \text{ (ml)} \times W \times 1000}$$

　　S：サンプルのブドウ糖濃度（mg/ml）
　　W：試料採取量（g）

5-8　灰　　分

　食品の一般成分の 1 つである灰分は，食品をほぼ一定の温度で灼熱灰化し，それ以上重量が減じなくなったとき（恒量に達したとき）の灰の重量を測定することにより求めている。このため無機質の量とみなされているが，実際には真の無機質総量と灰分とは必ずしも一致しない。

　ほとんどの食品では，無機質の 1 つである塩素の一部が灰化によって失われる。また，多くの食品の灰中には，有機質に由来する炭素が炭酸塩となって多量に含まれている。従って粗灰分と考えられる。灰化の程度は試料の性質および灰化の温度や時間によっても左右される。通常，灰化の温度を 550〜600℃ と規定している。このため灰分の定量値には，その灰化条件を付記しておく方が望ましい。

直接灰化法

　この方法で得られる灰分含量とは，試料を 550〜600℃ で灰化した後得られる残存量を重量百分率（％）で表したものである。

【装置・器具】
①　電気炉（図 5-5 参照）

② ルツボ　25ml 容の蓋付磁製のもの。

【操　作】

A. ルツボの恒量測定

① ルツボを蓋とともに洗浄し，電気乾燥器に入れて乾燥する。

② 放冷後蓋とともに（以下全て同じ）上皿天秤でおおよその重量を測定する。

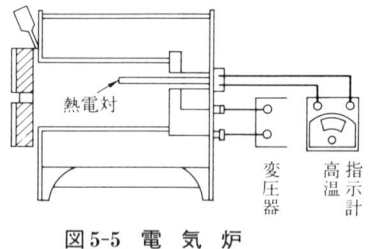

図5-5　電　気　炉

③ 電気炉をあらかじめ 550～600℃ に炉内の温度を調節し，その中にルツボを入れて蓋をずらし2時間灼熱する。

④ 灼熱後，100℃位に炉内の温度が下がったらデシケーターに移し30分間放冷する。

⑤ 天秤で精秤する。

⑥ 前後の秤量値の差が 0.3mg 以下に達するまで③～⑤項の操作を繰り返し，最後の秤量値 W_1g を恒量とする。

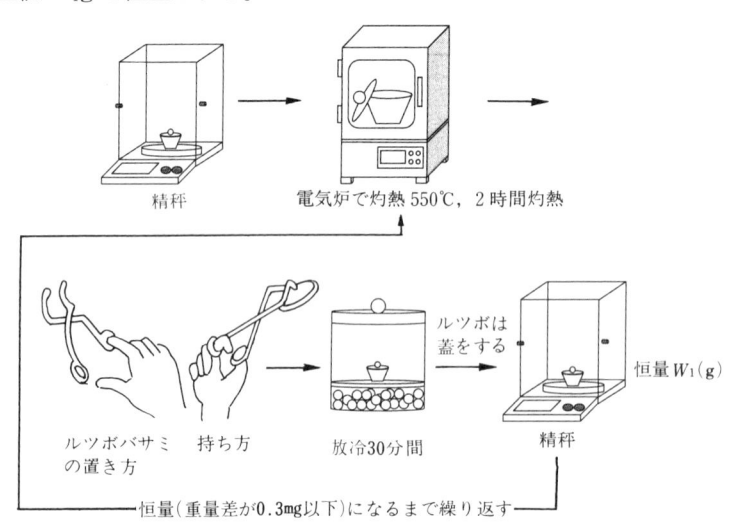

B. 試料の秤取

電子天秤を用いて試料 2～5g をルツボに入れ，精秤 L(W_2g)，試料秤取量 Sg を求める。

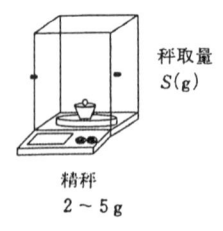

C. 前処理

野菜，果実，多くの動物性食品のように水分含量の高いものは，乾燥器内で予備乾燥を行う。液体試料は湯浴上で蒸発乾固する。砂糖や砂糖菓子の類，精製デンプン，卵白，魚

肉の一部などでは灰化に際して著しくふくれあがるので下焼き（内容物があふれ出ないように充分注意して，バーナーの弱火で熱し，徐々に温度を上げて炭化する）を要する。油脂類，バターなどはあらかじめ油を燃やしておく。この他のものは一般にこの前処理を行う必要はない。

D. 灰化・灰化後の恒量測定

① 最初蓋をしないで150〜200℃で煙が出なくなるまで焼き，つぎに300〜400℃温度を上げ全く煙が出なくなったのを確認してから蓋をずらして，550〜600℃で5〜10時間灼熱灰化する。このとき多くの試料では全体が灰白色になっている。
② 灰化後炉内の温度が，200℃位に下がったらデシケーターに移し30分間放冷する。
③ 天秤で精秤する。
④ 再び2時間550〜600℃で灼熱する。
⑤ 灼熱後②項と同様にして放冷する。
⑥ 天秤で精秤する。
⑦ 前後の秤量値の差が0.3mg以下に達するまで④〜⑥項の操作を繰り返し，最後の秤量値 W_3 g を恒量とする。

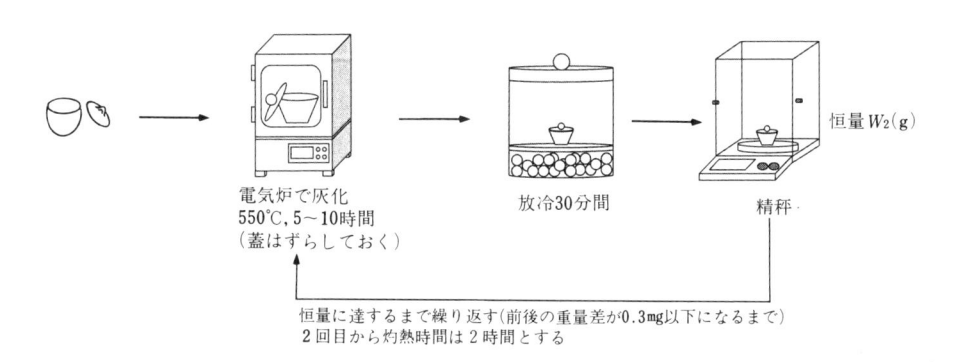

電気炉で灰化
550℃, 5〜10時間
（蓋はずらしておく）

放冷30分間

精秤　恒量 W_2(g)

恒量に達するまで繰り返す（前後の重量差が0.3mg以下になるまで）
2回目から灼熱時間は2時間とする

【結果算出法】

試料中の灰分量は次式によって算出する。

$$灰分（\%）=（W_3 - W_1）\times \frac{100}{S}$$

W_1：ルツボの恒量（g）
W_3：灰化後のルツボの恒量（g）
S：試料秤取量（g）

5-9 無機質

食品の成分には，タンパク質，糖質，脂質など，いわゆる主成分の他に，その含量ははなはだ微量であるが，栄養上不可欠なものの1つに無機質がある。

食品中に含まれる無機質には，カルシウム (Ca)，マグネシウム (Mg)，リン (P) などの主要無機質の他に，鉄 (Fe)，銅 (Cu)，ヨウ素 (I) などの微量無機質がある。

ここでは，無機質の試料処理法，カルシウム，リン，鉄，塩素の定量法について述べる。

【試料分解溶液の調製】

食品中の無機成分を定量するには試料中の有機物を完全に分解除去し，無機質を液化（イオン化）する必要がある。それには，試料を灼熱して灰化する乾式法と強酸中で加熱酸化する湿式法とがある。

乾式法の特徴は，操作が簡単であること，灰化後の溶液の酸量が自由に調節できることが長所に挙げられるが，欠点として無機質の一部，例えば塩素が揮散したり，リン酸含量の多い試料は灰化しにくいことがある。

湿式法の特徴は，無機物の揮散がある程度防止できること，動物性食品のように灰化しにくいものにも適用できることなどの利点があるが，欠点も多い。欠点は，操作がやや繁雑で，劇薬を使用するので危険が伴うこと，腐食性ガスが出るのでドラフトが必要であること，多量の試料は処理しにくいこと，分解後に多量の酸が残ることなどである。

従って試料の性状と，定量対象の元素の種類によって方法を選択する必要があるが，湿式法は爆発などの危険性を伴うので，乾式法が不可能な場合のみに湿式法を採用すると考えておく方が無難である。

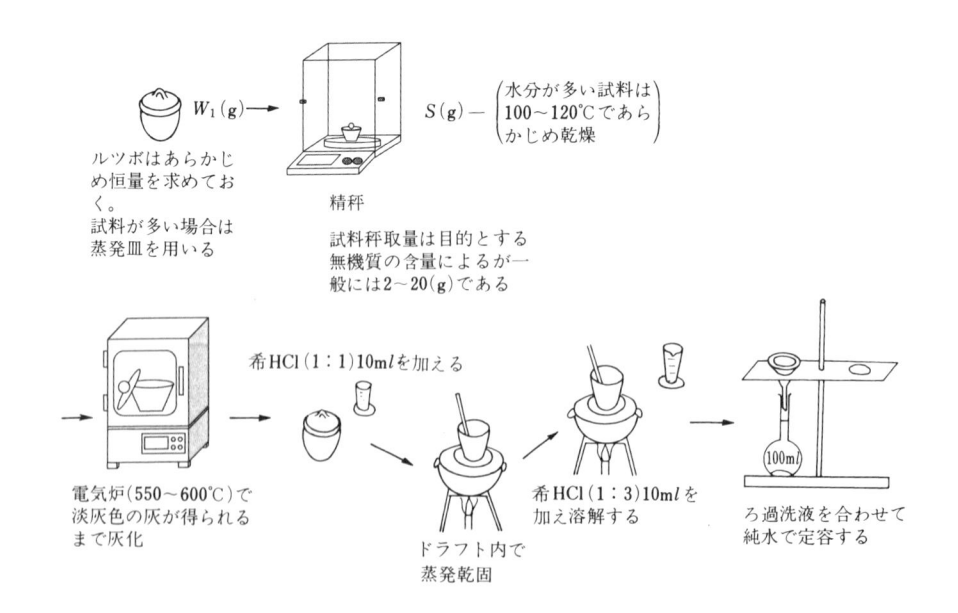

$W_1(g)$ ルツボはあらかじめ恒量を求めておく。試料が多い場合は蒸発皿を用いる

$S(g)$ — （水分が多い試料は100〜120℃であらかじめ乾燥）

精秤 試料秤取量は目的とする無機質の含量によるが一般には 2〜20(g) である

電気炉 (550〜600℃) で淡灰色の灰が得られるまで灰化

希 HCl (1:1) 10ml を加える

ドラフト内で蒸発乾固

希 HCl (1:3) 10ml を加え溶解する

ろ過洗液を合わせて純水で定容する (100ml)

【器　具】

① 電気炉　図 5-5 参照（p. 114）
② ルツボまたは蒸発皿　普通の磁製のもの

【試　薬】

① 塩酸（HCl）（1：1）溶液：　塩酸（HCl）と純水を 1：1 の割合で混ぜる。
② 塩酸（HCl）（1：3）溶液：　塩酸（HCl）と純水を 1：3 の割合で混ぜる。

【操　作】

〈乾式法〉

① 試料をルツボまたは蒸発皿に精秤する。
② 水分が多い試料のときは，あらかじめ乾燥する（100～120℃）。
③ 電気炉（550～600℃）で 2 時間から一夜，淡灰色の灰が得られるまで灰化する。
④ 希塩酸（1：1）溶液 10 ml をメートルグラスで加える。このとき炭酸ガスが激しく発生し，溶液の 1 部が飛沫となって失われることがあるので，塩酸は静かに加え，時計皿でルツボを覆って飛散を防ぎ，時計皿に飛沫が付いた場合には洗浄びんを用いてルツボの中に洗い落す。
⑤ ルツボを沸騰湯浴上に移して短いガラス棒でかき混ぜながら完全に蒸発乾固させる（塩酸の蒸気が発生するので室内の換気に注意すること。ドラフト内で行うとよい）。
⑥ 希塩酸（1：3）溶液 10 ml をメートルグラスで静かに添加し，ガラス棒で撹拌しながら湯煎上で数分間加温して溶解する。
⑦ ルツボの中の溶液を定量用ろ紙（東洋ろ紙 No. 6 または No. 5 C 直径 7.5 cm）でろ過し，ろ液は直接 100 ml 容メスフラスコに流し入れる。蒸発皿とロート上のろ紙は純水で十分洗浄し，洗液はメスフラスコに加える。
⑧ メスフラスコに純水を加えて定容し，よく混合して試料溶液とする。

5-9-1　カルシウム

過マンガン酸容量法

　カルシウムイオンは微酸性においてシュウ酸イオンと反応して難溶性のシュウ酸カルシウム（CaC_2O_4）となって沈殿するのでそれをろ別し，硫酸に溶解する。シュウ酸カルシウムは硫酸カルシウムとシュウ酸になって溶液中に存在するので，このシュウ酸を過マンガン酸カリウム標準液で滴定する。以上を反応式で示すとつぎのようになる。

① $Ca^{2+} + C_2O_4^{2-} \longrightarrow CaC_2O_4 \downarrow$
② $CaC_2O_4 + H_2SO_4 \longrightarrow CaSO_4 + C_2O_4H_2$
③ $5 C_2O_4H_2 + 3 H_2SO_4 + 2 KMnO_4 \longrightarrow K_2SO_4 + 2 MnSO_4 + 10 CO_2 + 8 H_2O$

よって過マンガン酸カリウムの消費量よりカルシウム量が求められる。

【器　具】

① グラスフィルター（3 G-4）
② ウイットのろ過装置

【試　薬】

① 指示薬　0.1％メチルレッドアルコール溶液：　メチルレッド 0.1g を 95％エチルアルコール（C_2H_5OH）100mlに溶解したもの。
② シュウ酸アンモニウム（$(NH_4)_2C_2O_4$）溶液（濃度約 3％）：　シュウ酸アンモニウム（$(NH_4)_2C_2O_4 \cdot H_2O$）の結晶約 30g を純水 1l に溶解し，一夜放置後沈殿があればろ紙（東洋ろ紙 No.5 B または No.6）でろ過する。
③ 尿素（$(NH_2)_2CO$）：　尿素（$(NH_2)_2CO$）を 70～80℃で乾燥させたのち吸湿しないように保存する。
④ 希アンモニア（NH_3）水（1：49）洗浄用：　濃アンモニア水（NH_3）1，純水 49 の割合で調製したもの。
⑤ 希硫酸（H_2SO_4）（1：25）：　濃硫酸（H_2SO_4）1，純水 25 の割合で調製したもの。
⑥ 0.02 N 過マンガン酸カリウム（$KMnO_4$）標準溶液：　過マンガン酸カリウム（$KMnO_4$）約 0.63g を 2l ビーカーまたはフラスコに入れ，純水 900ml を入れて溶かし，1～2時間煮沸後放冷し，1l メスフラスコで定容して1日間放置する。この間に微量の有機物と反応した過マンガン酸カリウム（$KMnO_4$）は，二酸化マンガン（MnO_2）になって沈殿する。これをグラスフィルター 3 G-3 で自然ろ過（吸引しないこと）し，褐色びんに入れる。規定度係数を求めておく。

【操　作】

A. シュウ酸カルシウムの生成，ろ別

① 試料分解溶液 40ml（カルシウムとして 1～12mg）をホールピペットで 200ml 容ビーカーに取り，メチルレッド指示薬 3 滴，3％シュウ酸アンモニウム溶液 10ml，尿素 2～4g を加える。なおシュウ酸アンモニウム溶液を加えた際に溶液は透明でなくてはいけない。白色沈殿が生成した場合には採取試料溶液中に含まれるカルシウム量が多すぎるので，その採取量を少なくする必要がある。減量した分だけ水を加え，常に液量を 40ml にする。
② ビーカーを時計皿で覆って，小炎で加熱して緩やかに沸騰させる（沸騰が激しいと溶液が濃縮しすぎるので注意すること）。煮沸中に尿素の加水分解が進行して溶液のpH が徐々に高くなり，指示薬の赤色が次第に変化して橙黄色に変わり（pH≒5.6），同時にシュウ酸カルシウムの細かい結晶が析出する。

$$(NH_2)_2CO + H_2O \longrightarrow 2\,NH_3 + CO_2$$

③ 溶液の色が橙黄色になったら加熱を止め，室温に 2 時間以上放置して沈殿を熟成さ

④ シュウ酸カルシウムの結晶を 3 G-4 のグラスフィルターで吸引ろ過する。この際できるだけビーカーの上澄液だけを移し，沈殿はビーカー内に残すようにする。

⑤ 希アンモニウム水約 50 ml を 4〜5 回に分けてビーカー内の沈殿を洗浄し，洗液はグラスフィルターに移して吸引ろ過する（この場合も沈殿はできるだけビーカーに残すようにする）。

B. シュウ酸カルシウムの溶解

① ウイットのろ過装置内の洗浄液の入ったビーカーを沈殿の入っているビーカーと置き替える。

② ろ過に使用したガラス棒をグラスフィルター中に入れ，70°C 以上に加温した希硫酸約 5 ml をグラスフィルターに満たし，吸引をせずにガラス棒で撹拌しながらしばらく放置して沈殿を溶解させる。溶解したならば水流ポンプで吸引してグラスフィルター内の液をビーカーの中に移す。

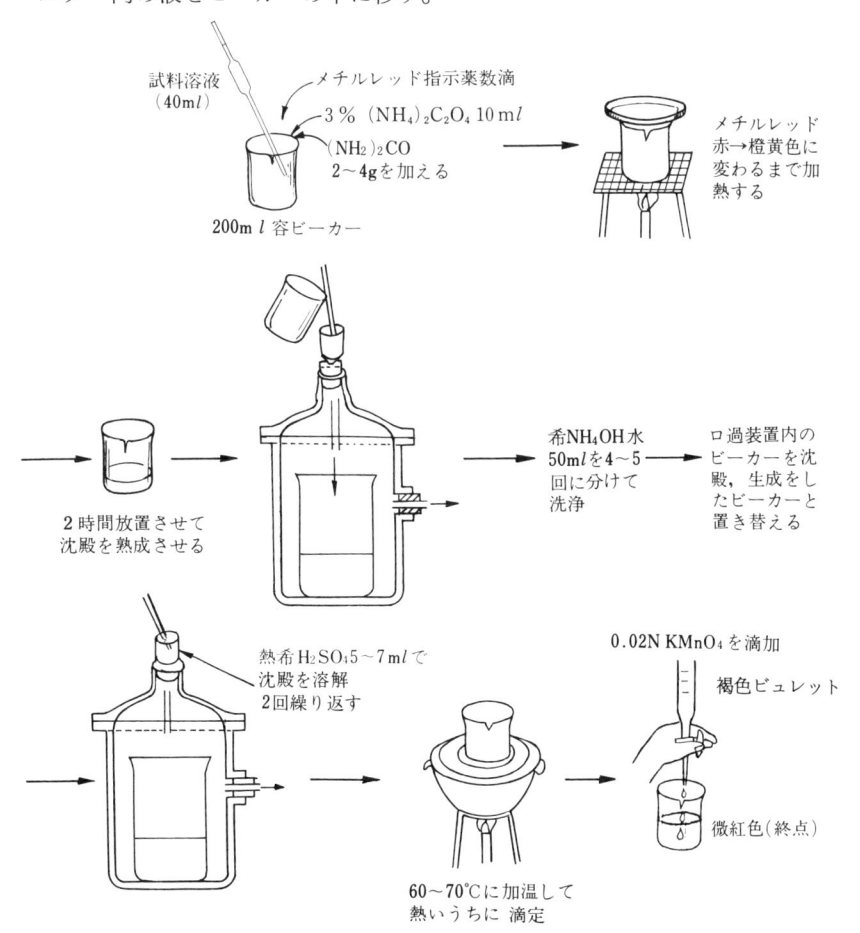

③ 吸引を止め，熱希硫酸をさらに約 5〜7 ml をグラスフィルターに入れ，ガラス棒で撹拌して内壁をよく洗った後吸引する。この操作をさらに2回繰り返す。

C. 滴　定

ビーカーをウイットのろ過装置から取り出して 60〜70℃ に加温した後，0.02 N 過マンガン酸カリウム標準溶液（あらかじめ褐色ビュレットに入れておく）で滴定する。微紅色が 30 秒以上消えなくなった点を終点とする。

【結果算出法】

試料中のカルシウム量は次式によって算出する。

$$\text{カルシウム (mg/100 g)} = 0.4008 \times V \times F_{\text{KMnO}_4} \times \frac{\text{試料溶液の全量（ml）}}{\text{試料溶液の採取量（ml）}} \times \frac{100}{S}$$

V：0.02 N 過マンガン酸カリウム標準溶液の滴定値（ml）
F：0.02 N 過マンガン酸カリウム標準溶液の規定度係数
S：試料秤取量（g）

注）0.4008：0.02 N 過マンガン酸カリウム標準溶液 1 ml に相当するカルシウムの mg 数

$$5\,CaC_2O_4 + 8\,H_2SO_4 + 2\,KMnO_4 \longrightarrow 2\,MnSO_4 + K_2SO_4 + 5\,CaSO_4 + 10\,CO_2 + 8\,H_2O$$

上式から 1 M の過マンガン酸カリウムは $\frac{5}{2}$ M のシュウ酸カルシウムと反応し，カルシウム 100.2 g に相当する（$40.08 \times \frac{5}{2} = 100.2$）。

40.08：カルシウムの原子量

また，この場合過マンガン酸カリウム $\frac{1}{5}$ M が 1 N に相当する。すなわち 1 N の過マンガン酸カリウム溶液 1 ml は，$100.20\,g \times \frac{1}{5} \times \frac{1}{1000} = 0.02004\,g = 20.04\,mg$ のカルシウムに相当する。

ゆえに，0.02 N 過マンガン酸カリウム 1 ml は，$20.04 \times 0.02 = 0.4008\,mg$ のカルシウムに相当する。

5-9-2　塩　素

フォルハルト法

硝酸銀と第二鉄塩の硝酸酸性溶液にチオシアン化カリウム溶液を滴下していくと，まずチオシアン化銀の白色沈殿ができ，チオシアン化カリウムが過剰になると第二鉄イオンと反応して溶液は紅色を呈する。そこで，硝酸酸性の塩素イオンを含む液に過剰の既知量の硝酸銀を加えると，過剰のままで溶液中に残り，この残った銀の量を上記のようにチオシアン化カリウム標準溶液で滴定すれば塩素の量を算出できる。以上を反応式で示すとつぎ

のようになる。

① $AgNO_3 + Cl^- \longrightarrow AgCl \downarrow + NO_3^-$
② $AgNO_3 + KSCN \longrightarrow AgSCN \downarrow + KNO_3$
③ $Fe^{3+} + 6SCN^- \longrightarrow Fe(SCN)_6^{3-}$
　　　　　　　　　　　　　　赤橙色

【試　薬】

① 硝　酸（HNO_3）
② 鉄ミョウバン指示薬： 硫酸第二鉄アンモニウム（$NH_4Fe(SO_4)_2 \cdot 12H_2O$）10gを85mlの純水に2mlの濃硝酸（$HNO_3$）を加えた液に溶解する。
③ 0.1N硝酸銀（$AgNO_3$）標準溶液： 硝酸銀（$AgNO_3$）約17gを純水に溶かして1lとする。褐色びんに入れて保存する。規定度係数を求めておく（p.60参照）。
④ 0.1Nチオシアン化カリウム(KSCN)標準溶液： チオシアン化カリウム(KSCN)の結晶9.7gを，純水に溶解して1lとする。0.1N硝酸銀（$AgNO_3$）標準溶液20mlを正確に三角フラスコにとり，濃硝酸（HNO_3）0.5mlと鉄ミョウバン指示薬1mlを加え，激しく振りながらチオシアン化カリウム（KSCN）標準溶液を滴下し，液が白色から赤橙色に移る点を終点とする。滴定値をV mlとすると

$$\text{0.1Nチオシアン化カリウム標準溶液の規定度係数}(F) = \text{0.1N硝酸銀標準溶液の規定度係数} \times \frac{20.00}{V}$$

⑤ ニトロベンゼン（$C_6H_5NO_2$）

【試料溶液の調製】

全塩素を分析するためには炭酸ナトリウムとともに灰化する必要があり，硝酸に溶解したものを用いる。ここでは水溶性塩素を定量する場合の試料溶液の調製について述べる。

1) しょうゆ
① しょうゆ5gを秤量びんに取って，試料の重量を精秤する。〔S g〕
② 500mlメスフラスコに純水で洗い込み，定量的に移す。
③ 純水を加えて定容し，よく混和する。

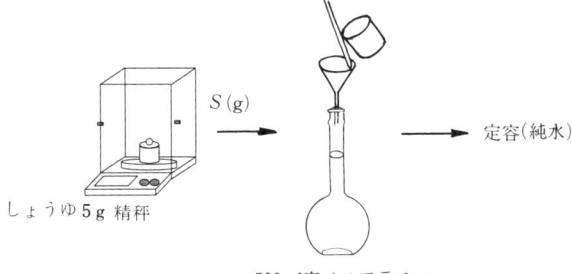

2) 味　噌

① 味噌 0.5g を秤量びんに取って，試料の重量を精秤する。〔S g〕
② 水約 100 ml を加え，よく撹拌する。
③ 撹拌しながら弱火で沸騰させる。
④ 沸騰後，放冷しろ過する。ビーカーおよびろ紙上の残渣をよく洗い，洗液も合わせて試料溶液とする。

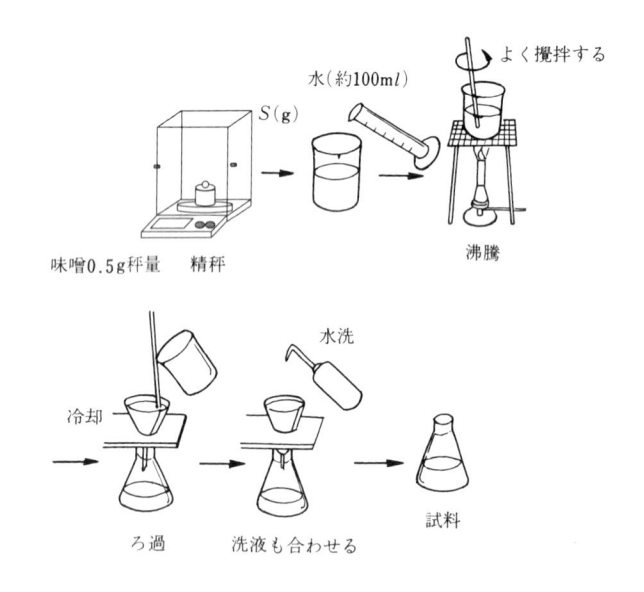

|||||||【操　作】|||||||

① しょうゆは，25 ml をホールピペットで三角フラスコに取り，これに純水約 50 ml を加える。味噌の場合は試料溶液全体を分析に供する。
② 濃硝酸 2 ml を徐々に加えて酸性とする。
③ 0.1 N 硝酸銀溶液 20 ml をホールピペットで加え，よく混和する。塩化銀の白い沈殿が凝結する。
④ つぎにこの白濁した液をろ過し，三角フラスコおよび残渣をよく洗い，洗液も合わせる。あるいはろ過，水洗の操作を省いてその替わりに白濁液に直接ニトロベンゼン 3 ml を加えてもよい。白濁はニトロベンゼンに吸収されて液は透明になる。
⑤ ④項のいずれかの操作を行った後，濃硝酸 1 ml および鉄ミョウバン指示薬 5 ml をメートルグラスで加えて 0.1 N チオシアン化カリウム標準溶液で滴定する。滴定の終点は 1 分間振とうしても赤橙色の消えない点とする。

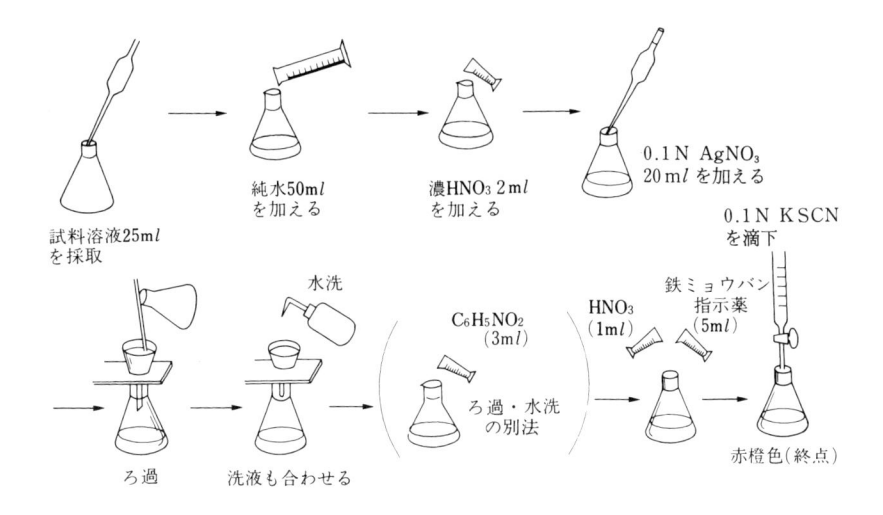

【結果算出法】

試料中の塩素量は次式によって算出する。

$$塩素 (mg\%) = 3.545 \times (V_1 \times F_1 - V_2 \times F_2) \times D \times \frac{100}{S}$$

V_1：0.1 N 硝酸銀標準溶液の採取量（ml）
F_1：0.1 N 硝酸銀標準溶液の規定度係数
V_2：0.1 N チオシアン化カリウム標準溶液の滴定値（ml）
F_2：0.1 N チオシアン化カリウム標準溶液の規定度係数
D：希釈倍数
S：試料秤取量（g）
3.545：0.1 N 硝酸銀標準溶液 1 ml に相当する塩素量（mg）

この塩素は全てが塩化ナトリウムと仮定すると、塩素量に $\boxed{\dfrac{58.44}{35.45}}$ を乗ずれば塩化ナトリウム量が算出される。

5-9-3 リ ン

モリブデン青比色法

リン酸は、硫酸溶液中でモリブデン酸塩と反応して、リンモリブデン酸塩となる。これが適当な還元剤、例えばヒドロキノンで還元するとリン酸に特異的な青色化合物、モリブデン青（化学構造はまだ不明）を生じる。

この青色の強さは、一定の範囲ではリン酸の濃度に比例するから、これを溶液の呈色度

を測る光度計で測定し，別に既知濃度のリン酸標準液の濃度と青色の強さの関係式または検量線を作成して試料のリン濃度を計算する。

この方法はリン酸に特有の反応で，しかも鋭敏であるが，やや安定性に乏しく，温度，時間によって変化する欠点がある。

【器　具】

① 50 ml 容メスフラスコ

② 分光光度計

【試　薬】

① モリブデン酸アンモニウム（$(NH_4)_6Mo_7O_{24}$）溶液： モリブデン酸アンモニウム（$(NH_4)_6Mo_7O_{24}\cdot 4H_2O$）25 g を純水 300 ml に溶解する。別に濃硫酸（H_2SO_4）75 ml を純水 150 ml に溶解し，放冷して上の溶液に加える。沈殿があればろ過する。

② ヒドロキノン（C_6H_4OH）溶液： ヒドロキノン（$C_6H_4(OH)_2$）0.5 g を純水 100 ml に溶解し，分解を防ぐために硫酸を 1 滴加えておく。冷蔵庫内に保存すれば数日は使用できるが，着色し始めたら新しく調製しなおす。

③ 10％亜硫酸ナトリウム（Na_2SO_3）溶液： 無水亜硫酸ナトリウム（Na_2SO_3）5 g を純水 45 g に撹拌しながら加えて溶解する。毎回調製する。

④ リン標準溶液： あらかじめデシケーターで乾燥しておいたリン酸二水素カリウム（KH_2PO_4）の結晶 0.4394 g を精秤して純水で溶解して硫酸（H_2SO_4）を数滴加えた後 1 l とする。その 50 ml を正確に取って 250 ml に希釈する。この 1 ml はリン 0.0200 mg を含有する。

【操　作】

① 試料分解溶液 2 ml（リンとして 0.02〜0.6 mg）をホールピペットで 50 ml 容メスフラスコに採取する。

② 別の 50 ml 容メスフラスコに，リン標準溶液 2 ml をホールピペットで採取する。

③ 両方のメスフラスコに，モリブデン酸アンモニウム溶液 4 ml をメートルグラスで加えてよく振り，数分間放置する。

④ つぎに，メートルグラスでヒドロキノン溶液 4 ml を加え，続いて亜硫酸ナトリウム溶液 4 ml を加えてその時刻を記録する。直ちに標線まで純水を加えてよく振り混ぜる。

⑤ 両方の液について亜硫酸ナトリウム溶液を加えた後，正確に 30 分間放置し，純水を対照液として吸光度を測定する。分光光度計で 650 nm の波長で測定する。

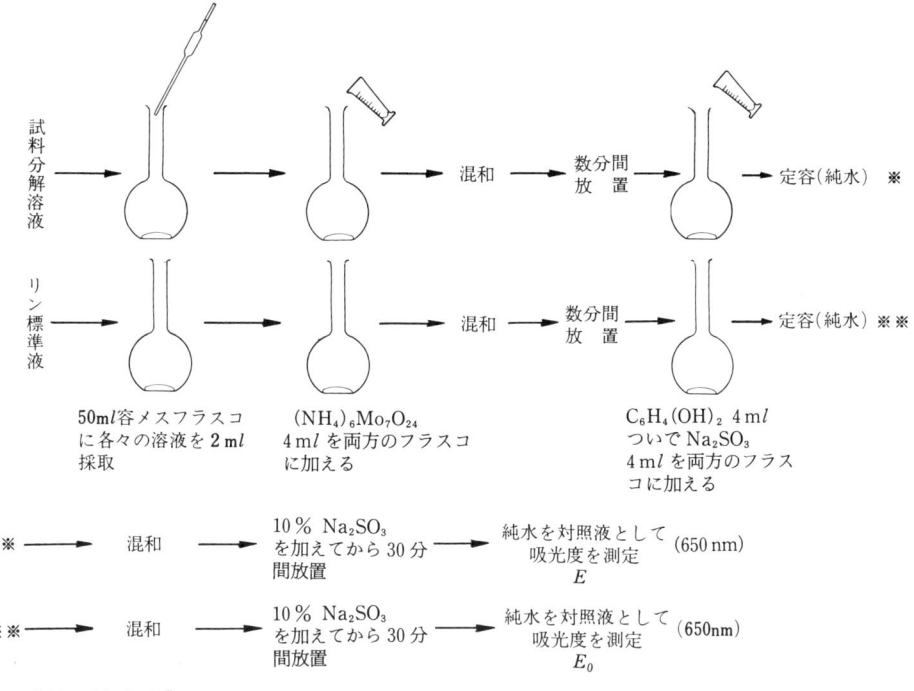

```
試料分解液 → [50ml容メスフラスコに各々の溶液を2ml採取] → [(NH₄)₆Mo₇O₂₄ 4mlを両方のフラスコに加える] → 混和 → 数分間放置 → [C₆H₄(OH)₂ 4ml ついでNa₂SO₃ 4mlを両方のフラスコに加える] → 定容（純水）※

リン標準液 → [50ml容メスフラスコ] → [(NH₄)₆Mo₇O₂₄] → 混和 → 数分間放置 → [C₆H₄(OH)₂…] → 定容（純水）※※
```

※ → 混和 → 10% Na_2SO_3 を加えてから30分間放置 → 純水を対照液として吸光度を測定 (650 nm) E

※※ → 混和 → 10% Na_2SO_3 を加えてから30分間放置 → 純水を対照液として吸光度を測定 (650 nm) E_0

【結果算出法】

試料の吸光度を E，リン標準溶液の吸光度を E_0 とすると，試料溶液中のリン量は，リン標準溶液中のリン量の E/E_0 倍である。このリン標準溶液中には，リン酸二水素カリウムを 0.4394 g 最初に秤取したとすると，0.02×2＝0.04 mg のリンを含んでいることになる。分解液 100 ml から 2 ml を採取したのであるから，試料 100 g 中のリン量は次式によって算出する。

$$\text{リン (mg/100 g)} = 0.04 \times \frac{E}{E_0} \times \frac{100}{2} \times \frac{100}{S}$$

E：試料溶液の吸光度
E_0：リン標準溶液の吸光度
S：試料秤取量（g）

5-9-4 鉄

フェナントロリン比色法

2価の鉄イオンは一定のpH範囲（3～8）でオルト・フェナントロリン（$C_{12}H_8N_2$）（以下フェナントロリンと略す）と反応して深紅色の錯化合物 $(C_{12}H_8N_2)_3Fe$ を生じる。

この紅色の強さは鉄イオンの濃度に比例するから，リンと同様に比色定量ができる。感

度は非常によく 1 μg の鉄まで定量でき，また水溶液の紅色は安定でほとんど温度の影響は受けない。しかし共存する 3 価の鉄イオンはフェナントロリンと反応すると淡黄緑色の錯化合物になるため，定量に際しては還元剤を加えて 3 価の鉄イオンを全て 2 価の鉄イオンに還元した後，フェナントロリンを加える。本法では，試料分解溶液をクエン酸ナトリウムで pH 3.5 にして紅色を発現させる。

【器　具】
① 25 ml 容メスフラスコ
② 分光光度計

【試　薬】
① フェナントロリン ($C_{12}H_8N_2$) 溶液：　オルト・フェナントロリン塩酸塩($C_{12}H_8N_2$・HCl・H_2O)の結晶 0.5g を純水 250 ml に溶解する。わずかに紅色味を帯びている程度は影響を与えない。冷所に保存すれば長く安定である。
② 1％ヒドロキノン ($C_6H_6O_2$) 溶液：　ヒドロキノン ($C_6H_6O_2$) 1 g を純水 100 ml に溶解する。毎回調製する。
③ クエン酸ナトリウム ($Na_3C_6H_5O_7$) 溶液：　クエン酸ナトリウムの結晶 ($Na_3C_6H_5O_7$・2 H_2O) 50g を純水 200 ml に溶解する。沈殿があればろ紙でろ過し，冷所に保存する。

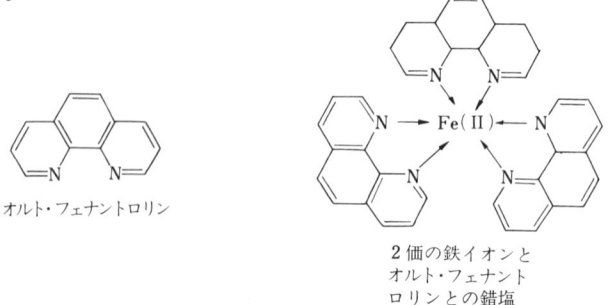

オルト・フェナントロリン

2 価の鉄イオンと
オルト・フェナント
ロリンとの錯塩

④ BPB 指示薬：　ブロムフェノールブルー 0.1g を小さい磁製乳鉢中で 0.05 N 水酸化ナトリウム (NaOH) 溶液 3 ml とよく練り合わせ，純水に溶解して 250 ml にする。
⑤ 鉄標準溶液：硫酸第一鉄アンモニウムの結晶（モール塩）(($NH_4)_2Fe(SO_4)_2$・6 H_2O) の 0.7021g を，約 1％塩酸 (HCl) 溶液に溶解して 1 l とする。この 1 ml は 0.1 mg の鉄を含有する。

【操　作】
① 試料分解溶液 10 ml（鉄として 0.05～0.2 mg）をホールピペットで 25 ml 容メスフラスコに採取し，同じく 10 ml を 50 ml 容三角フラスコに採取する。これは pH 調整のための対照液とする。
② 50 ml 容三角フラスコに BPB 指示薬 4 滴を加え，ビュレットからクエン酸ナトリウ

ム溶液を滴下し，黄色からくすんだ黄緑色に変化した点(pH 3.5)を終点とする。これに要したクエン酸ナトリウム溶液の滴定量を求める。

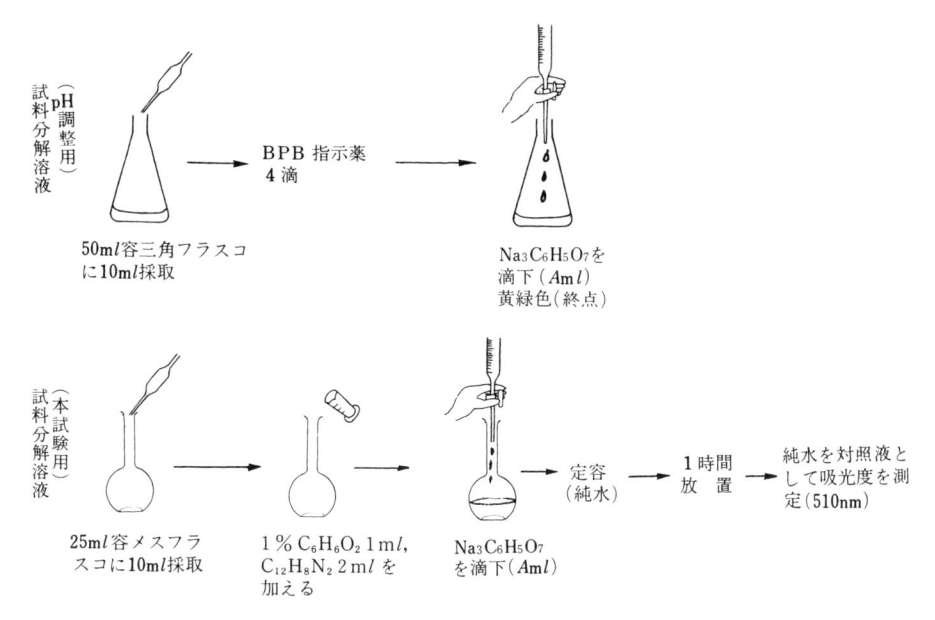

③ 25 ml 容メスフラスコの方にヒドロキノン溶液 1 ml とフェナントロリン溶液 2 ml をメートルグラスで加え，さらに②項で求めたクエン酸ナトリウム溶液量を滴下して純水で定容し，よく振り混ぜる。

④ 20℃以上の温度で 1 時間放置し（この呈色は 48 時間安定）純水を対照液として吸光度を測定する。分光光度計では 510 nm の波長で測定する。

〈検量線の作成〉

① 鉄標準溶液を純水で正確に 10 倍に希釈し，その 1, 3, 5 ml をホールピペットでそれぞれ 25 ml 容メスフラスコと小三角フラスコに採取する。1 %塩酸溶液を 9, 7, 5 ml 加えて 10 ml とする。

② 上記発色操作と全く同様にして，pH 3.5 で各メスフラスコの溶液を発色させる。同様に吸光度を測定し，図 5-6 のようなグラフを作成する。

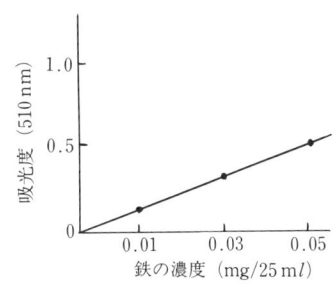

図 5-6 検 量 線

【結果算出法】

試料中の鉄量はまず，供試分解溶液 10 ml 中の鉄量を検量線によって求め，ついで次式を用いて，試料 100 g 中の含量を算出する。

$$\text{鉄 (mg/100 g)} = W \times \frac{V}{10} \times \frac{100}{S}$$

> W：供試分解溶液 10 ml 中の鉄量（mg）
> V：試料分解溶液全量（ml）
> S：試料秤取量（g）

5-10 ビタミン

ビタミンは，同じ食品でも品種，部位，熟度，産地などによってビタミン含量に差がある。また，食品中のビタミンは保存貯蔵中に減少することが多い。

これは食品が動植物主体として存在していたとき，自己の生命保持に必要としたものであるから，生命を絶たれて食用として供せられる前の貯蔵では減少するのが当然である。従ってビタミンを取り扱う上で重要なことは，つぎのことである。

① 試料を入手したら直ちに定量に着手する。やむをえない場合は，冷蔵する。
② ビタミンは，空気，日光，温度，金属，特に銅イオンに弱いものがあるので注意を要する。このため，試料採取後の貯蔵条件と時間を明記する。
③ 試料の磨砕や粉砕に時間をかけない。これが終わったら直ちに定量に取りかかる。乳鉢で磨砕しにくい試料は，よく洗って乾燥した海砂を混ぜるか，ホモジナイザーを用いる。
④ 動植物は，それぞれの個体，部位，年齢，時期によりビタミンの含量が著しく異なるのでサンプリングに注意し，これらも明記する。
⑤ 定量操作は慎重に，しかも迅速に行い，途中で休まないこと。中間物質は冷蔵しても変化しやすいことを念頭に置かねばならない。
⑥ ビタミン分解酵素の有無に注意する。

「五訂日本食品標準成分表」ではビタミン類のうち本書に記載のCの測定法は，高速液体クロマトグラフ法に変更された。しかし，現況では全ての分析現場にHPLCの機器が導入されていないため本書では今回，各項目とも比色分析を記載した。なお，各高速液体クロマトグラフ法については本書でも参考文献として収載した「分析実務者が書いた五訂日本食品標準成分表分析マニュアルの解説」（中央法規）を参照されたい。

5-10-1 ビタミンC

インドフェノール容量法

ビタミンCは，還元型（アスコルビン酸）と酸化型（デヒドロアスコルビン酸）の2つがある。還元型ビタミンCは還元力を有し，酸性溶液中で紅色色素（酸性では紅色，アルカリ性では青色）2,6-ジクロルフェノールインドフェノール（以下インドフェノールと略す）を還元する。したがって一定量のインドフェノール溶液に既知濃度の還元ビタミンCを滴下し，一方同量のインドフェノール溶液に未知濃度の検液を滴下することによって濃

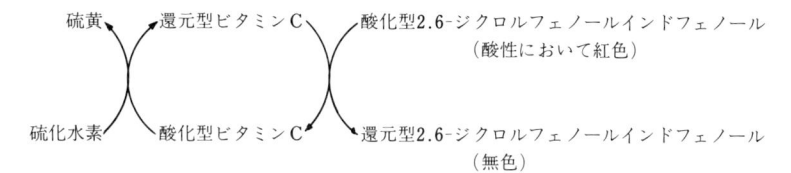

```
硫黄       還元型ビタミンC    酸化型2.6-ジクロルフェノールインドフェノール
    ╲   ╱              ╲   ╱              (酸性において紅色)
     ╳                  ╳
    ╱   ╲              ╱   ╲
硫化水素    酸化型ビタミンC    還元型2.6-ジクロルフェノールインドフェノール
                                         (無色)
```

度を求めることができる。酸化型ビタミンCは，あらかじめ一定の条件下で硫化水素で還元して還元型ビタミンCにしておけば，同様に定量が可能であるが，むしろ次に述べるヒドラジン比色法で行なう方が容易である。

【器　具】

① 遠心分離器
② 褐色ミクロビュレット（2 ml 容）

【試　薬】

① 5％メタリン酸（HPO_3）溶液：メタリン酸（HPO_3）25 g を純水で溶解し 500 ml とする。冷蔵する。
② 2％メタリン酸（HPO_3）溶液：5％メタリン酸溶液 40 ml を純水で 100 ml とする。
③ $0.001 N$ ヨウ素酸カリウム（KIO_3）溶液：$0.1 N$ ヨウ素酸カリウム溶液（KIO_3 0.357 g を純水で溶解し 100 ml とする。褐色びんに保存）を原液とし，使用時に原液 1 ml を正確に純水で 100 ml とする。

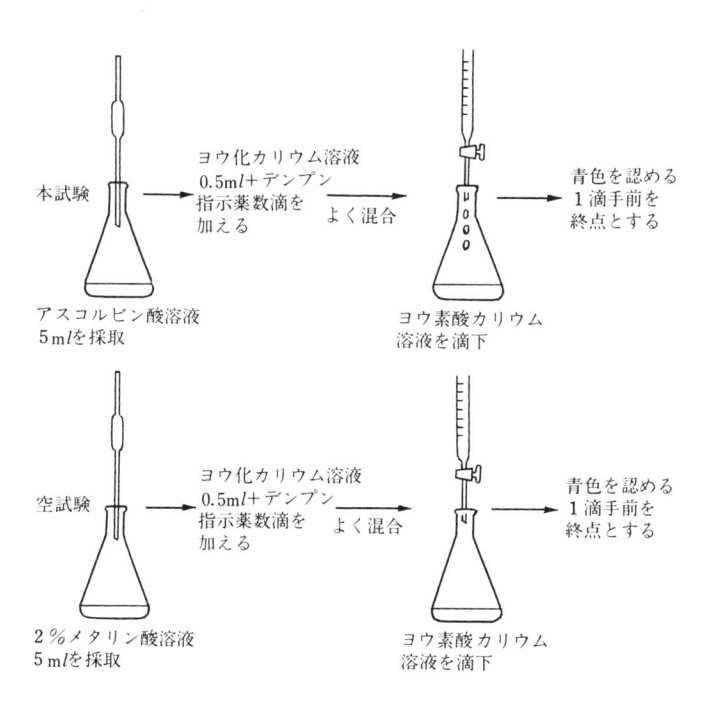

本試験：アスコルビン酸溶液 5 ml を採取 → ヨウ化カリウム溶液 0.5 ml ＋デンプン指示薬数滴を加える → よく混合 → ヨウ素酸カリウム溶液を滴下 → 青色を認める 1 滴手前を終点とする

空試験：2％メタリン酸溶液 5 ml を採取 → ヨウ化カリウム溶液 0.5 ml ＋デンプン指示薬数滴を加える → よく混合 → ヨウ素酸カリウム溶液を滴下 → 青色を認める 1 滴手前を終点とする

④ 6％ヨウ化カリウム（KI）溶液：ヨウ化カリウム（KI）0.6gを純水10mlに溶解する。使用直前に調製する。

⑤ 1％デンプン溶液：可溶性デンプン1gを100mlの純水に加熱して溶解し，防腐のために塩化ナトリウム（NaCl）30gを加える。

⑥ 4mg％アスコルビン酸溶液：L-アスコルビン酸4mgを2％メタリン酸溶液で100mlとする。

⑦ インドフェノール溶液：2.6-ジクロルフェノールインドフェノールナトリウム（$C_{12}H_{16}Cl_2NNaO_2$）塩の1mgを純水100mlに溶解し，ろ過する。毎回調製する。

⑧ 海　砂　　市販海砂を用いる。

【アスコルビン酸標準溶液の検定】

① アスコルビン酸溶液5mlをホールピペットで50ml容三角フラスコに採取し，ヨウ化カリウム溶液0.5mlとデンプン指示薬数滴を加えて混合し，ミクロビュレットから0.001Nヨウ素酸カリウム溶液を滴下する（本試験）。

② 終点は，白い紙の前で見て，液層の色が明らかに青色を認める点の1滴手前を終点とする。

③ 別の三角フラスコでアスコルビン酸溶液の代わりに2％メタリン酸溶液を用いて空試験を行い，その量を本試験の滴定から差し引く。

④ 0.001Nヨウ素酸カリウム溶液1mlはアスコルビン酸の0.088mgに相当する。したがって，アスコルビン酸溶液5mlに対するヨウ素酸カリウム溶液の滴定値をa mlとすればアスコルビン酸濃度は，$\frac{a}{5} \times 0.088$ mg/mlとなる。

> アスコルビン酸標準溶液濃度（mg/ml）＝滴下量（ml）$\times \frac{1}{5} \times 0.088$

この滴定の反応式は次のようになる。

> $KIO_3 + 5KI + 6HPO_3 \longrightarrow 6KPO_3 + 3H_2O + 3I_2$
> $C_6H_8O_6 + I_2 \longrightarrow C_6H_6O_6 + 2HI$
> 還元型ビ　　　　　酸化型ビ
> タミンC　　　　　タミンC

上の2つの式から

> KIO_3のモル量＝3×I_2のモル量＝3×アスコルビン酸（$C_6H_8O_6$）のモル量
> KIO_3のモル量＝6×Iのモル量＝3×アスコルビン酸（$C_6H_8O_6$）のモル量

前ページの化学反応式から，KIO_3 1 M は 6 N（1 mol は 6 グラム当量）である。

> KIO_3 1 N＝1/6 M（1 mol＝6 グラム当量）
> 一方，1 mol の KIO_3 は 3 mol のアスコルビン酸を酸化できる。
> アスコルビン酸 1 mol＝176 g
> よって，1 グラム当量 KIO_3 は，3/6 mol（＝0.5 mol）アスコルビン酸，すなわち 88 g を酸化できる。
> このことから，0.001 N KIO_3 1 ml は 0.088 mg のアスコルビン酸を酸化できる。

【試料溶液の調製】

試料の一定希釈倍数の浸出液（5 倍または 10 倍）を作る。この時メタリン酸濃度は 2％になることが必要である。希釈倍数は試料中のアスコルビン酸量に応じて適当に定めるが，新鮮物では通常 10 倍または 5 倍希釈浸出液を，乾燥物では 50 倍または 100 倍希釈浸出液を，それぞれ①～③のように調製する。

① 10 倍希釈液　試料の適当量（野菜，果物の場合 5～10 g）を秤取して乳鉢に入れ，試料 1 g につき 4 ml の 5％メタリン酸溶液を加え，海砂を適量加えてよく磨砕する。これに試料 1 g につき 5 ml の純水を加え，よく振って遠沈する。この上澄を試料溶液とする。上澄が濁っているときはろ過する。

② 5 倍希釈液　試料 1 g につき 5％メタリン酸溶液 2 ml と純水 2 ml を加え，①と同様にして行なう。

③ 乾燥物の希釈浸出液の作成　試料を乳鉢に秤取し（必要があれば適量の海砂を加えて）よく粉砕する。これに 2％メタリン酸溶液を加えて一定希釈倍数とし，よく混和した後，ろ過または遠心分離して上澄みをとる。希釈液の作成にあたっては，この場合試料そのものの容積は無視してよい。

【操　作】

① 2 個の三角フラスコにそれぞれインドフェノール溶液 5 ml をホールピペットで採取する。

② 1 個の三角フラスコにミクロビュレットから先に検定したアスコルビン酸溶液を，もう 1 個の三角フラスコに同じくミクロビュレットで試料溶液を滴下してよく混合する。

③ いずれもインドフェノール溶液が青色から紅色になり，これが無色となる点を終点とし，滴定値を読む（アスコルビン酸の滴定値が 0.3～1.5 ml になるように試料溶液の濃度を調製する）。

なお，滴定にあたってはアスコルビン酸の滴下ごとに溶液をよく振り混ぜ，滴定に要する時間を 1～3 分とする。

インドフェノール溶液 5 ml を採取 → アスコルビン酸標準溶液を滴下 → よく混合しながら → 青色から紅色となり無色となった点を終点とする V_1 ml

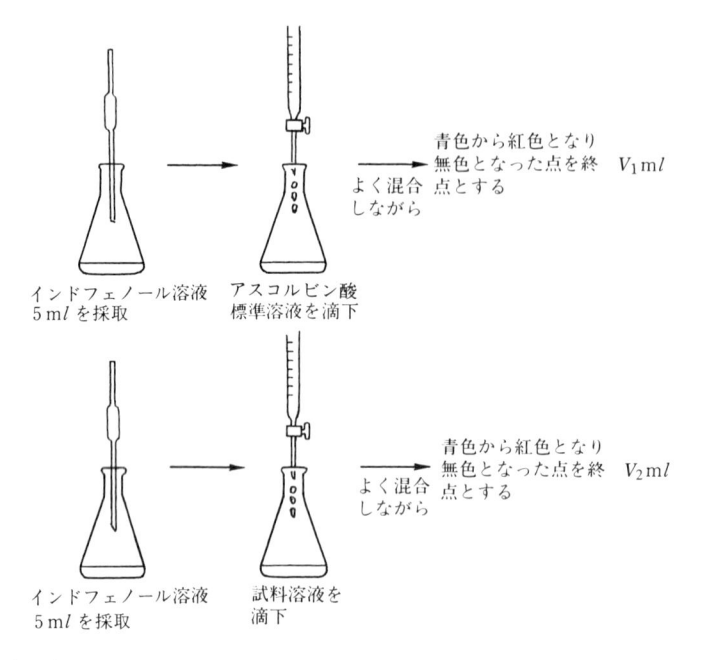

インドフェノール溶液 5 ml を採取 → 試料溶液を滴下 → よく混合しながら → 青色から紅色となり無色となった点を終点とする V_2 ml

【結果算出法】

試料中のアスコルビン酸量は次式によって算出する。

$$\text{アスコルビン酸 (mg/m}l) = C \times \frac{V_1}{V_2} \times D$$

C：アスコルビン酸標準液の濃度（mg/ml）
V_1：インドフェノール溶液に対するアスコルビン酸溶液の滴定値（ml）
V_2：インドフェノール溶液に対する試料溶液の滴定値（ml）
D：希釈倍数

ヒドラジン比色法

　酸化型ビタミンCは，2,4-ジニトロフェニルヒドラジン（以下DNPと略す）と反応して，赤色のオサゾンを生成し，その85％硫酸溶液の呈色度は酸化型ビタミンC量に比例するので比色定量が可能である。すなわち試料中の還元型ビタミンCを酸化して酸化型ビタミンCとし，試料中に最初から存在していた酸化型ビタミンCと一緒に定量して総ビタミンC量とする。別に最初から存在していた酸化型ビタミンCを定量すると，両者の差から還元型ビタミンCを求めることができる。還元型ビタミンCの酸化にはインドフェノールがよく用いられ，反対に還元型ビタミンCの酸化防止には塩化第一スズまたはチオ尿

素が用いられる。精度はインドフェノール容量法より高く，このためビタミンC含量の低い場合にも正確に測定できる。

【器　具】

① 恒温水槽　　正確に温度調節ができるもの。
② 遠心分離器

【試　薬】

① 10％メタリン酸（HPO_3）溶液：　メタリン酸（HPO_3）10gを純水90mlに溶解する。浮遊物が生じたときはろ紙でろ過する。
② 5％メタリン酸（HPO_3）溶液：　10％メタリン酸に等量の純水を加え，冷蔵する。
③ 2.5％塩化第一スズ（$SnCl_2$）メタリン酸（HPO_3）溶液：塩化第一スズ（$SnCl_2 \cdot 2H_2O$）2.5gを5％メタリン酸100mlに溶解する。毎回調製する。動物性食品を定量するときに用いる。
④ 1％塩化第一スズ（$SnCl_2$）メタリン酸（HPO_3）溶液および0.5％塩化第一スズ-メタリン酸溶液：　いずれも③項に準じて5％メタリン酸に溶解する。
⑤ チオ尿素（$(NH_2)_2CS$）メタリン酸（HPO_3）溶液：　チオ尿素（$(NH_2)_2CS$）2gを5％メタリン酸100mlに溶解する。植物性食品を定量するとき塩化第一スズ-メタリン酸溶液の替わりに用いることができる。
⑥ DNP溶液：　2,4-ジニトロフェニルヒドラジン（$(NO_2)_2C_6H_3NHN_2$）2gを10N硫酸100mlに溶解する。沈殿物または濁りを生じた場合は，硬質ろ紙でろ過する。冷暗所に保存すれば2週間は使える。
⑦ 85％硫酸（H_2SO_4）溶液：　濃硫酸（H_2SO_4）（比重1.84）9と純水1の割合で混合する。
⑧ インドフェノール溶液：　2,6-ジクロルフェノールインドフェノールのナトリウム塩（$C_{12}H_6Cl_2NNaO_2$）0.1gを温水50mlに溶解し，ろ紙でろ過する。冷所に保存する。
⑨ 還元型ビタミンC標準溶液：　還元型ビタミンC標準品10.0mgを精秤し，これを5％メタリン酸溶液に溶解して正確に100mlとする。この一部を5％メタリン酸溶液で正確に10倍に希釈して1mg％溶液を作成する。毎回調製する。

【総ビタミンC定量用試料液の調製】

① 試料ag（通常は10～20g）を秤取し，乳鉢に入れ，少量の5％メタリン酸溶液（$b$ml）を加えてよく磨砕する（しにくいときは精製海砂を少量加えるとよい）。
② つぎに5％メタリン酸溶液を加えて100mlに定溶した後，遠心分離して上澄液を得て試料溶液とする。このときの試料溶液の希釈倍数は$100/a$である。

【酸化型ビタミンC定量用試料溶液の調製】

① 試料溶液調製中の還元型ビタミンCの酸化を防止するために，酸化防止剤のメタリン酸溶液を用いて総ビタミンC定量用と同様に操作する。すなわち，試料agを秤

取し，これに40mlの2.5％塩化第一スズ-メタリン酸溶液および精製海砂を少量加えて磨砕する。

② つぎにの5％メタリン酸溶液を加えて100mlに定容，遠心分離して上澄液を得，試料溶液とする。このときの試料溶液の希釈倍数は同様に $100/a$ である。多くの場合，総ビタミンC定量用試料溶液を代用してもあまり問題はない。

【操　作】

A. 酸　化

① 2本の試験管に総ビタミンC定量用試料溶液を2mlずつ採取する。両試験管にインドフェノール溶液を1滴ずつ，約1分間放置しても反応液のピンク色が消失しない程度に加える（4滴以内であること。それ以上のときはさらに希釈する）。

② 両試験管に1％塩化第一スズ-メタリン酸溶液2mlずつを加える（ピンク色はすぐに消失する）。

③ 酸化型ビタミンC定量の場合は，上述の酸化は不要であるので，2本の試験管に酸化型ビタミンC定量用試料溶液を2mlずつ採取し，両試験管に0.5％塩化第一スズ-メタリン酸溶液2mlずつ加える。ただし，総ビタミンC定量用試料溶液を代用するときは，1％塩化スズ-メタリン酸溶液を用いる。

B. フェニルヒドラゾンの生成

① 総ビタミンC定量用試験管および酸化型ビタミンC定量用試験管よりそれぞれ1本ずつ取り，これを本試験用とし，これにDNP溶液をそれぞれ1ml加える。

② 両試験管を37℃の恒温水槽中に入れ，正確に3時間放置する（糖の少ないものでは50℃30分間または沸騰水中で15分間加熱する方法でもよい）。

③ 残る1本ずつの試験管は空試験とし，37℃に3時間放置する。

C. 測　定

① 反応後すぐに全試験管を氷水中に入れ，氷水中で振り混ぜながらビュレットより85％硫酸溶液5mlを徐々に滴下してよく混合する。

② 空試験用の試験管に，冷却しながらDNP溶液1mlを加えてよく混合する。

③ 各試験管を氷水から取り出し，室温に30分間放置する。

④ 放置後各試験管溶液の540nmにおける吸光度を測定する。総ビタミンC定量用本検の吸光度を E，酸化型ビタミンC定量用本試験の吸光度 E'，空試験の吸光度を E_0, E_0' とする。

〈検量線の作成〉

試料溶液中のビタミンC含量は，還元型ビタミンC標準溶液を用いてあらかじめ作成しておいた検量線から求める。この場合，検量線は直線になるので吸光度当りの還元型ビタミンC量を係数として求めておけば，簡単な計算で算出できる。

5　定量分析の実際　135

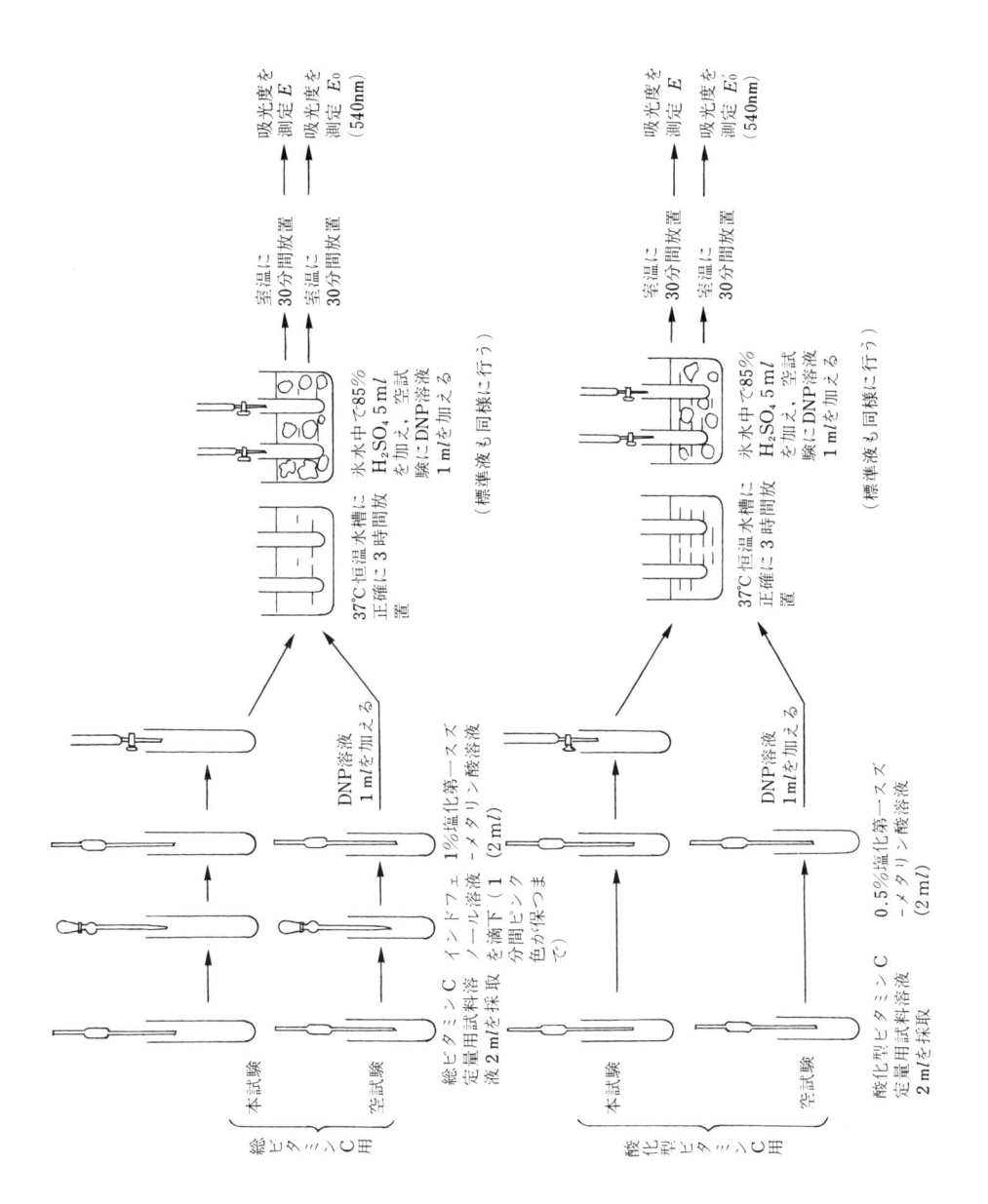

総ビタミンC用：

本試験：総ビタミンC定量用試料溶液 2 ml を採取 → インドフェノール溶液を滴下（1分間ピンク色が保つまで） → 1%塩化第一スズ-メタリン酸溶液 (2 ml) → DNP溶液 1 ml を加える → 37°C恒温水槽に正確に3時間放置 → 氷水中で85% H_2SO_4 5 ml を加え、空試験にDNP溶液 1 ml を加える → 室温に30分間放置 → 吸光度 E を測定

空試験：→ 室温に30分間放置 → 吸光度 E_0 を測定（540nm）

（標準液も同様に行う）

酸化型ビタミンC用：

本試験：酸化型ビタミンC定量用試料溶液 2 ml を採取 → 0.5%塩化第一スズ-メタリン酸溶液 (2 ml) → DNP溶液 1 ml を加える → 37°C恒温水槽に正確に3時間放置 → 氷水中で85% H_2SO_4 5 ml を加え、空試験にDNP溶液 1 ml を加える → 室温に30分間放置 → 吸光度 E を測定

空試験：→ 室温に30分間放置 → 吸光度 E_0' を測定（540nm）

（標準液も同様に行う）

【操　作】

① 還元型ビタミンＣ標準溶液を 2 本の試験管に採取する。
② 上述の A～C 項と同様に操作して，本試験吸光度 E''，空試験の吸光度 E_0'' を求める。
③ E および E_0 より吸光度 1 当りの還元型ビタミンＣ量を，試料溶液の濃度単位で表示した係数は

$$f = \frac{c}{E'' - E_0''}$$

　　　c：還元型ビタミンＣの濃度　　この場合は 1 mg％ である。

還元型ビタミンＣ標準溶液の濃度を変えて同様に f 値を求め，それぞれの f 値が一致すればこの f 値を用いて算出する。

【結果算出法】

本試験溶液について求めた吸光度が，総ビタミンＣにおいて E，酸化型ビタミンＣにおいて E'，空試験においてそれぞれ E_0，E_0' であるとすると

総ビタミンＣ (mg％) = $f \times (E - E_0)$
酸化型ビタミンＣ (mg％) = $f \times (E' - E_0')$
還元型ビタミンＣ (mg％) = 総ビタミンＣ － 酸化型ビタミンＣ

試料溶液を調製したときの希釈倍数を D とすると，その試料中の総ビタミンＣおよび酸化型ビタミンＣ量は次式で求められる。

総ビタミンＣ (mg％) = $f \times (E - E_0) \times D$
酸化型ビタミンＣ (mg％) = $f \times (E' - E_0') \times D$

6

食品の品質・特性に関する化学的試験

　食品の品質や特性を試験する方法は物理・化学的にさまざまの項目があるが，ここでは有機酸の定量，油脂の化学的試験および食品の酸度・アルカリ度定量について述べる。

6-1　有　機　酸（総酸量）

アルカリ容量法

　試料（液体）の一定量または浸出液（固体）の一定量を採取し，0.1 N 水酸化ナトリウム溶液で滴定値の ml 数を総酸量として表すか，またはそれをさらに含有される主要酸量に換算して求める。

▥▥▥▥【試　薬】▥▥▥▥
① 0.1 N 水酸化ナトリウム標準溶液：　水酸化ナトリウム（NaOH）4 g を純水で溶解し，1 l とする。規定度係数を求めておく。
② 1％フェノールフタレイン指示薬
③ 精製海砂：　塩酸などで処理して可溶成分を除去してあるもの。

▥▥▥▥【試料溶液の調製】▥▥▥▥
　試料 10～20 g を精秤する。液体試料の場合はそのまま 100 ml 容メスフラスコ中に採取し，純水を加え定容する。

固形試料の場合，試料を乳鉢に移し，適量の海砂と純水を加え，充分に摩砕して有機酸を浸出し，100 ml 容メスフラスコ中に傾斜ろ過する。なお，ろ紙上の残渣を乳鉢に戻し，純水を加えて再び浸出し，傾斜ろ過する。

乳鉢とろ紙上の残渣を洗浄しながら全量を 100 ml とする。

【操　作】

試料溶液 20 ml をホールピペットで 100 ml 容三角フラスコに採取し，1％フェノールフタレイン指示薬 2～3 滴を加え，0.1 N 水酸化ナトリウム標準溶液を淡紅色が 30 秒間消えなくなるまで滴下する。

【結果算出法】

試料 100 g あるいは 100 ml に対する 0.1 N 水酸化ナトリウム溶液の ml 数で表す場合は次式で算出する。

$$総酸量 (ml) = V \times F \times \frac{100}{20} \times \frac{100}{S}$$

V：0.1 N 水酸化ナトリウム標準溶液の滴下量 (ml)
F：0.1 N 水酸化ナトリウム標準溶液の規定度係数
S：試料秤取量 (g)

この総酸量を乳酸とみなした場合の試料中の乳酸量は次式によって算出する。

$$乳酸量 (g/100g) = 0.009 \times V \times F \times \frac{100}{20} \times \frac{100}{S}$$

V：0.1 N 水酸化ナトリウム標準溶液の滴下値 (ml)
F：0.1 N 水酸化ナトリウム標準溶液の規定度係数
S：試料秤取量 (g)
0.009：0.1 N 水酸化ナトリウム 1 ml に相当する乳酸量 (g)

0.1 N 水酸化ナトリウム 1 ml に相当する各種の有機酸は表 6-1 の通りである。

表 6-1　水酸化ナトリウム溶液 1 ml に相当する各種有機酸量 (g)

酸	分子式	分子量	0.1 N NaOH	0.001 N NaOH
酢　　酸	$C_2H_4O_2$	60.0	0.006	0.0006
酪　　酸	$C_4H_8O_2$	88.1	0.0088	0.00088
乳　　酸	$C_3H_6O_3$	90.1	0.009	0.0009
リンゴ酸	$C_4H_6O_5$	134.1	0.0067	0.00067
酒　石　酸	$C_4H_6O_6$	150.1	0.0075	0.00075
クエン酸	$C_6H_8O_7$	210.1	0.007	0.00070
オレイン酸	$C_{18}H_{34}O_2$	282.3	0.0282	0.00282

6-2 油脂の化学的試験

油脂は動植物体にエネルギー源として蓄積され，栄養的に重要なものである。便宜上，常温で液状のものを「油」，固体のものを「脂」とよび，また植物から採取された油を「植物油」，動物から得られた油を「動物油」とよぶ。

油脂はどれも1個のグリセリンと3個の脂肪酸が結合したエステルの混合物でできているが，脂肪酸の種類，割合が違うと，栄養学的にも物理化学的性質も違った油が多数存在することになる。油脂の理化学的性質は，その脂肪酸組成に負うところが大きいが，主な性質については，その脂肪酸組成をいちいち調べなくとも，つぎに示す酸価，ヨウ素価，ケン化価などを測定することによって相当な情報を得ることができる。

油脂は古くなると酸化されて品質が低下する。油脂の酸化度を測定するにはいくつかの化学的試験法がある。例えば，過酸化物価は初期に生成する過酸化物を，カルボニル価はヒドロペルオキシドの分解物のうちカルボニル化合物を，チオバルビツール酸（TBA）値は分解によって生成するマロンアルデヒドを測定するものである。

酸　　　価

酸価とは，油脂1g中に含まれている遊離脂肪酸を中和するに要する水酸化カリウムのmg数をいう。油脂の精製が不完全な場合や，油脂の保存状態によっても変化する値であるので，油脂および油脂を含む食品の品質判定の目安になる。

$$R \cdot COOH + KOH \rightarrow RCOOK + H_2O$$
遊離脂肪酸

【試　薬】

① エーテル・エタノール混液： エチルエーテル（$C_2H_5OC_2H_5$）2容または1容とエチルアルコール（C_2H_5OH）1容を混合して作る。エーテルの替わりにベンゼンを使ってもよい。
② 1％フェノールフタレイン指示薬
③ 0.1N　アルコール性水酸化カリウム標準溶液： 水酸化カリウム（KOH）6.5gを5 ml の純水に溶解し，95％エチルアルコール（C_2H_5OH）で1 l とする。規定度係数を求めておく。（p. 46参照）

【操　作】

① 試料5〜10g（試料の推定酸価5以下の場合は20g，30以上の場合は2.5g）を200 ml 容三角フラスコに精秤する（本試験）。
② エーテル・エチルアルコール混液100 ml を加えて溶解させる。
③ 1％フェノールフタレイン指示薬2〜3滴を加えて，0.1N アルコール性水酸化カリウム溶液を迅速に滴下する。溶液の微紅色が1分間続いた点を終点とする。

精秤 → 200ml容三角フラスコに試料5〜10mlを取る → エーテル・エタノール混液100mlを加え，溶けるまで充分に振る → 1％フェノールフタレイン指示薬2〜3滴を加える → 0.1Nアルコール性KOHを滴下→淡いピンク色（中和の終点） → 滴下量 V_2 ml

精秤 $W_1(g)$ ／ 精秤 $W_2(g)$

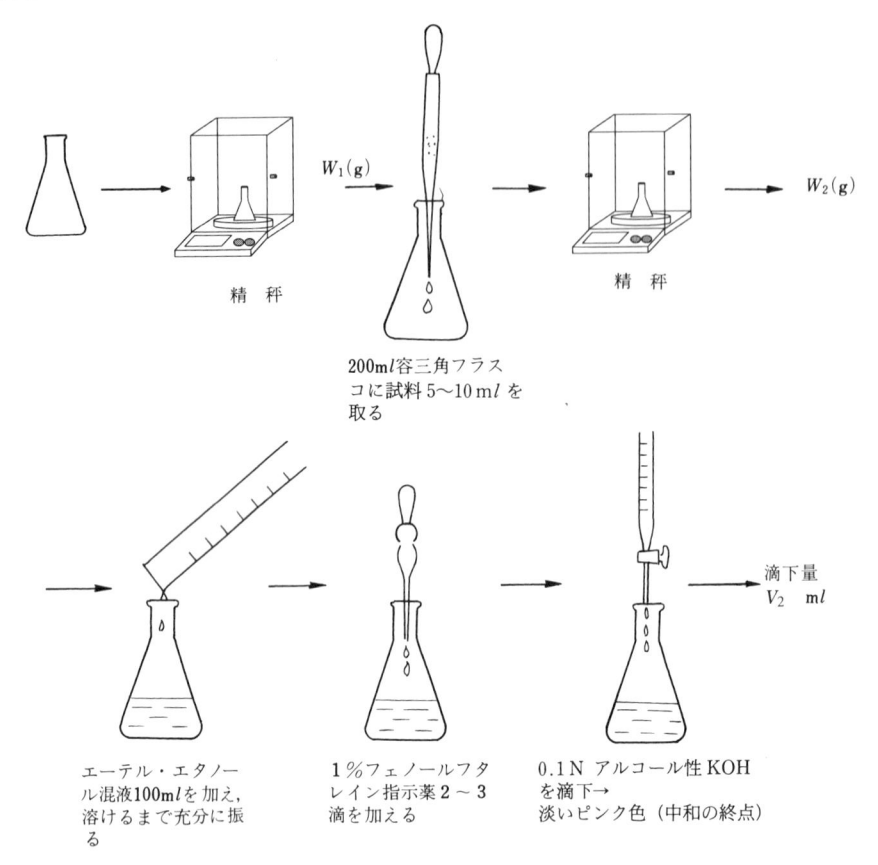

④ 試料を加えないでその他は全く同様にして空試験を行う。

【結果算出法】

試料の酸価は次式によって算出する。

$$酸価 = \frac{5.611 \times (V_2 - V_1) \times F}{S}$$

V_1：空試験に対する0.1Nアルコール性水酸化カリウム標準溶液の滴下量（ml）
V_2：本試験に対する0.1Nアルコール性水酸化カリウム標準溶液の滴下量（ml）
F：0.1Nアルコール性水酸化カリウム溶液の規定度係数
5.611：0.1Nアルコール性水酸化カリウム溶液1ml中に含まれるKOHのmg数
S：試料秤取量（g）（$S = W_2 - W_1$）

ケン化価

　ケン化価とは，油脂1gを完全にケン化するに要する水酸化カリウムのmg数をいう。ケン化価は，その油脂の構成脂肪酸の平均分子量を知る目安になり，油脂固有の値を示す。

6 食品の品質・特性に関する化学的試験　141

$$\begin{array}{c}CH_2OCOR\\|\\CHOCOR\\|\\CH_2OCOR\\\text{油脂}\end{array} + 3\,KOH \xrightarrow{\text{ケン化}} \begin{array}{c}CH_2OH\\|\\CHOH\\|\\CH_2OH\\\text{グリセリン}\end{array} + 3\,RCOOK\quad\text{脂肪酸カリウム}$$

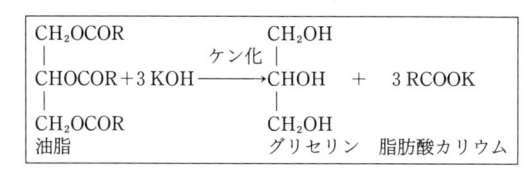

【器　具】

① ケン化用フラスコ　　200〜300 ml 容のナス型フラスコ
② 冷却器　　還流冷却器（ケン化用フラスコの口にすり合わせ接続のできるものが望ましい）
③ 湯　煎

【試　薬】

① 0.5 N 塩酸（HCl）標準溶液：　塩酸（HCl）44 ml を純水に加えて 1 l とする。規定度係数を求めておく。
② 0.5 N アルコール性水酸化カリウム（KOH）溶液：　水酸化カリウム（KOH）33 g を 20 ml の純水に溶解し，これに 95％エチルアルコール（C_2H_5OH）を加えて 1 l とする。
③ 1％フェノールフタレイン指示薬

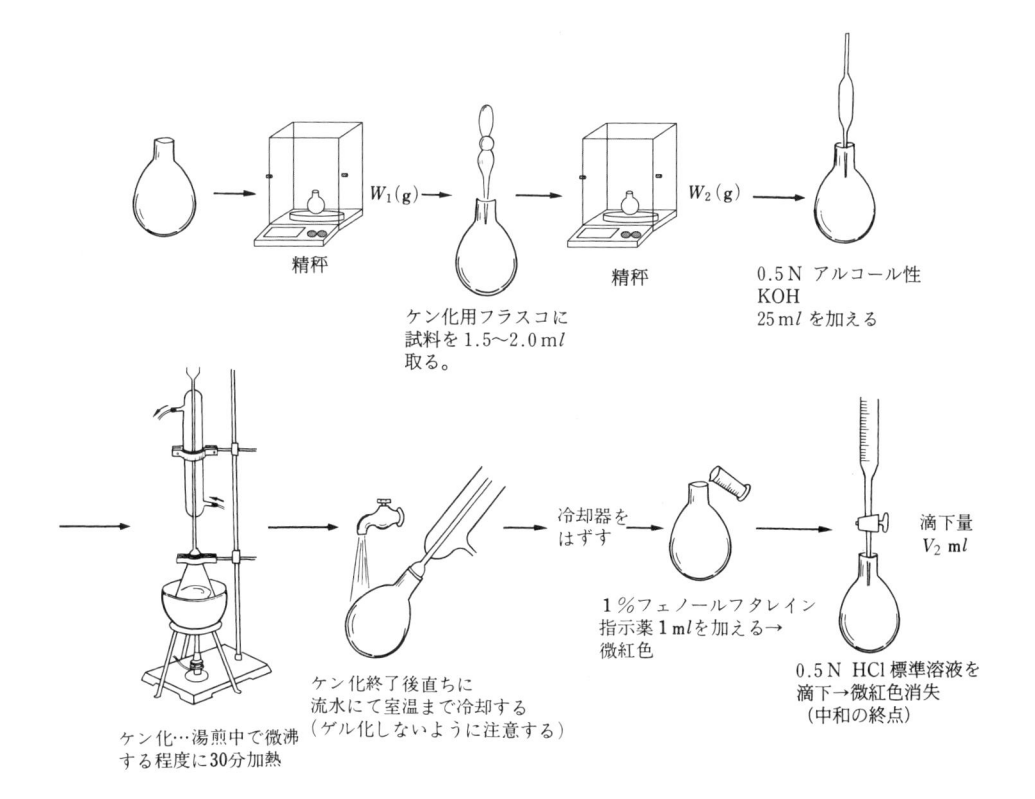

精秤 → $W_1(g)$ → 精秤 → $W_2(g)$ → 0.5 N アルコール性 KOH 25 ml を加える

ケン化用フラスコに試料を 1.5〜2.0 ml 取る。

→ ケン化…湯煎中で微沸する程度に 30 分加熱 → ケン化終了後直ちに流水にて室温まで冷却する（ゲル化しないように注意する）→ 冷却器をはずす → 1％フェノールフタレイン指示薬 1 ml を加える→微紅色 → 0.5 N HCl 標準溶液を滴下→微紅色消失（中和の終点）滴下量 V_2 ml

【操　作】

① 試料 1.5～2.0g を正確に 300ml 容のケン化用フラスコに秤取し，これに 0.5N アルコール性水酸化カリウム溶液をホールピペットを用いて正確に 25ml 加える。(本試験)
② これに還流冷却器を取り付け，湯浴中でアルコールが微沸する程度に 30 分間ときどき振とうしながら加熱する。
③ ケン化後，直ちに冷却し，内容がゼリー状に固まらないうちに冷却器を取りはずし，1％フェノールフタレイン指示薬 1ml を加えて過剰の水酸化カリウムを 0.5N 塩酸標準溶液で滴定する。溶液の赤色が完全消失したときを終点とする。
④ 試料のみを加えず，他は全く同様にして空試験を行う。

【結果算出法】

$$ケン化価 = \frac{28.05 \times (V_2 - V_1) \times F}{S}$$

V_1：本試験に対する 0.5N 塩酸標準溶液の滴下量（ml）
V_2：空試験に対する 0.5N 塩酸標準溶液の滴下量（ml）
F：0.5N 塩酸標準溶液の規定度係数
S：試料秤取量（g）　（$S = W_2 - W_1$）
28.05：0.5N 塩酸標準溶液 1ml に相当する水酸化カリウムの mg 数

ヨウ素価：ウィス法

ヨウ素価とは，油脂にハロゲンを作用させた場合吸収されるハロゲンの量をヨウ素に換算し，油脂 100g に対する g 数で表したものをいう。ヨウ素は油脂中の不飽和結合の部分に付加されるので，脂肪酸基の不飽和度に比例する。

$$\underset{\text{不飽和結合}}{\cdots C=C \cdots} + \underset{\text{ヨウ素}}{I_2} \longrightarrow \cdots \underset{\underset{I}{|}\ \ \underset{I}{|}}{C-C} \cdots$$

ヨウ素価は，油脂の種類，水素添加の状態，加熱劣化度などの判定の指標になる。

【器　具】

共栓付き三角フラスコ 300～500ml（頭部のやや長いものがよい）

【試　薬】

① 1％デンプン溶液：　可溶性デンプン 1g を 100ml の純水に加温溶解する。
② 10％ヨウ化カリウム (KI) 溶液：　ヨウ化カリウム (KI) 10g を純水 90ml に溶解する。

③ 0.1 N チオ硫酸ナトリウム（$Na_2S_2O_3$）標準溶液： チオ硫酸ナトリウム（$Na_2S_2O_3 \cdot 5H_2O$）25 g を純水に溶解し 1 l とする。正確に規定度係数をつぎのように求めておく。

0.1 N ヨウ素酸カリウム標準溶液（ヨウ素酸カリウム（KIO_3）を 140～150℃で約 1 時間乾燥し，その 3.5669 g を精秤し純水に溶解して 1 l とする）25 ml を正確にホールピペットを用いて三角フラスコに採取し，ヨウ化カリウム 2 g と濃硫酸 2 ml を加えてよく混合して，ビュレットから 0.1 N チオ硫酸ナトリウム標準溶液を滴下し，溶液が淡黄色を呈した点で純水 200 ml と 1 % デンプン溶液 1 ml を加え，さらに滴下を続けて青藍色が消えた点を終点とする。$NV = N'V'$ の式を用いて規定度係数を求める。

④ 四塩化炭素（CCl_4）

⑤ ウィス試薬： 三塩化ヨウ素（ICl_3）7.9 g とヨウ素（I_2）8.9 g を別々にフラスコに採取し，それぞれに氷酢酸を加え，わずかに加温して溶解させた後冷却し，両溶液を振り混ぜてよく混合しさらに氷酢酸（CH_3COOH）を加えて 1 l とする。

【操　作】

① 500 ml 容共栓付き三角フラスコに試料の適量を精秤し，四塩化炭素あるいはクロロホルム 10 ml を加えて完全に溶解する。試料の適量は魚油，乾性油では 0.1～0.2 g，半乾性油では 0.2～0.3 g，不乾性油では 0.3～0.4 g，固体脂では 0.6～1.0 g である。

② ウィス試薬をビュレットで正確に 25 ml 加え，栓をした後，静かに振とうし暗所に放置する。ときどき振り混ぜ，暗所に放置する時間は，ヨウ素価 150 以下の油脂では 1 時間，ヨウ素価 150 以上の油脂では 2～3 時間が必要である。

③ 10 % ヨウ化カリウム溶液 20 ml と純水 100 ml を加えて混合した後，0.1 N チオ硫酸ナトリウム標準溶液を滴下し，溶液が淡黄色を呈したとき，1 % デンプン溶液 2～3 滴を加えて激しく振り，溶液が完全に無色になるまで滴下を続ける。

④ 本試験と並行して，試料のみを除いた空試験を本試験と全く同様に行う。

【結果算出法】

試料のヨウ素価は次式によって算出する。

$$\text{ヨウ素価} = 0.01269 \times (V_2 - V_1) \times F \times \frac{100}{S}$$

V_1：本試験に対する 0.1 N チオ硫酸ナトリウム標準溶液の滴下量（ml）
V_2：空試験に対する 0.1 N チオ硫酸ナトリウム標準溶液の滴下量（ml）
F：0.1 N チオ硫酸ナトリウム標準溶液の規定度係数
S：試料秤取量（g）（$S = W_2 - W_1$）
0.01269：0.1 N チオ硫酸ナトリウム標準溶液 1 ml に相当するヨウ素の g 数

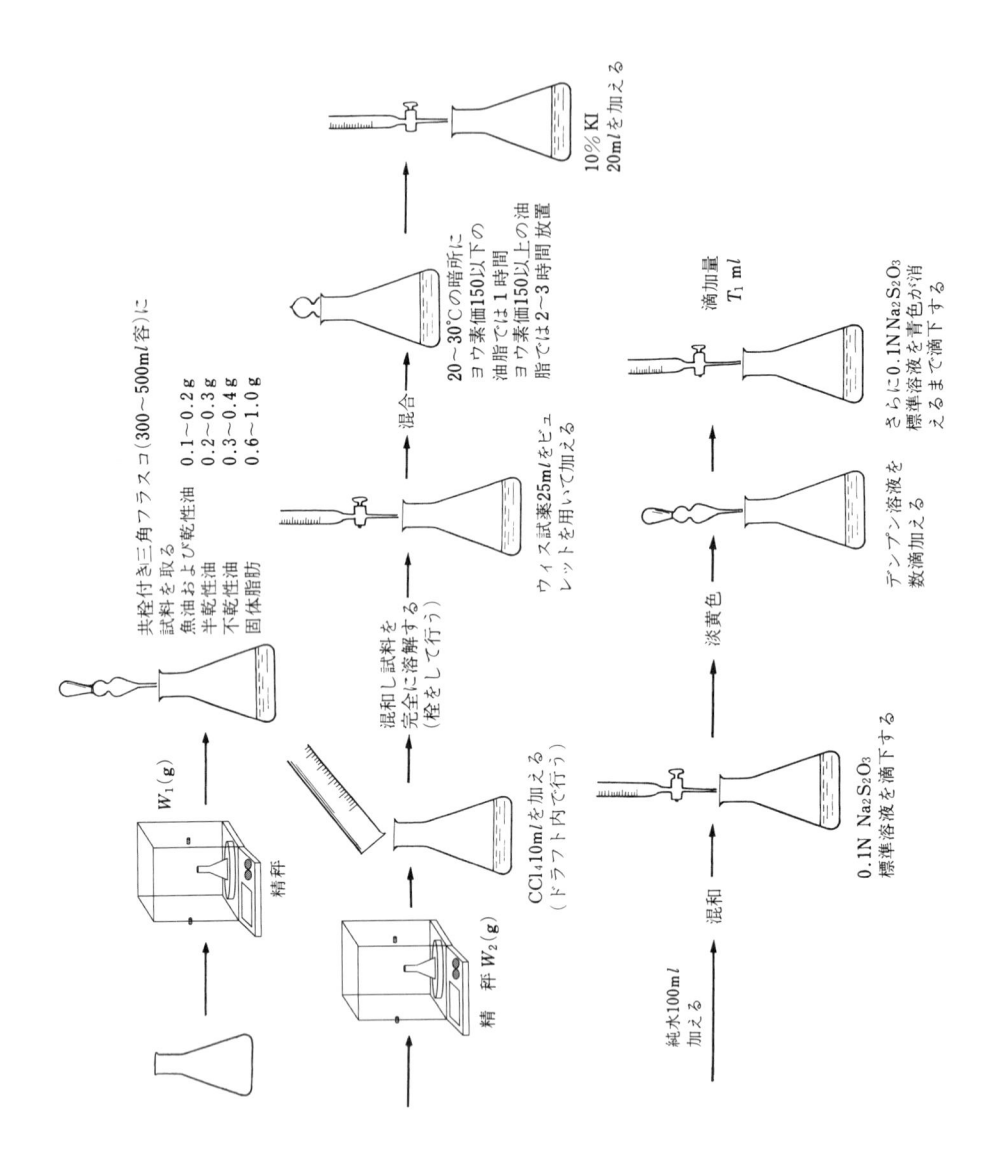

共栓付き三角フラスコ (300〜500ml 容) に
試料をよび乾性油
魚油および乾性油	0.1〜0.2 g
半乾性油	0.2〜0.3 g
不乾性油	0.3〜0.4 g
固体脂肪	0.6〜1.0 g

精秤 $W_1(g)$

精秤 $W_2(g)$

CCl_4 10ml を加える
(ドラフト内で行う)

混和し試料を
完全に溶解する
(栓をして行う)

ウィス試薬 25ml をピュ
レットを用いて加える

混合

20〜30℃の暗所に
ヨウ素価150以下の
油脂では1時間
ヨウ素価150以上の油
脂では2〜3時間放置

10% KI
20ml を加える

滴加量 T_1 ml

さらに 0.1N $Na_2S_2O_3$
標準溶液を青色が消
えるまで滴下する

デンプン溶液を
数滴加える

淡黄色

0.1N $Na_2S_2O_3$
標準溶液を滴下する

混和

純水 100ml
加える

過酸化物価

過酸化物価とは油脂にヨウ化カリウムを加えた場合に遊離されるヨウ素を油脂1kgに対するミリ当量数で表したものをいう。油脂の酸化の初期には，二重結合部にO_2が付加して過酸化物を作る。過酸化物価はこの部分のO_2量を測定するもので，油脂の初期段階における酸敗度を示す値である。

$$\cdots CH_2-CH-CH=CH\cdots + 2KI \rightarrow \cdots CH_2-CH-CH=CH\cdots + I_2 + K_2O$$
$$\quad\quad\quad\quad | \quad\quad\quad\quad\quad\quad\quad\quad\quad\quad\quad\quad | $$
$$\quad\quad\quad OOH \quad\quad\quad\quad\quad\quad\quad\quad\quad\quad OH$$

一般に，値は油脂の酸敗とともに大きくなるが，最高値に達したあとしだいに減少する。試料にヨウ化カリウムを加えると過酸化物がヨウ化カリウムと反応してヨウ素を遊離する。そこでこのヨウ素量をチオ硫酸ナトリウム溶液で滴定して定量する。

$$I_2 + 2Na_2S_2O_3 \rightarrow Na_2S_4O_6 + 2NaI$$

【器　具】
共栓付き三角フラスコ（200〜300 ml）

【試　薬】
① クロロホルム（$CHCl_3$）
② 氷酢酸（CH_3COOH）
③ ヨウ化カリウム（KI）飽和溶液
④ 1％デンプン溶液
⑤ 0.01Nチオ硫酸ナトリウム（$Na_2S_2O_3$）標準溶液：チオ硫酸ナトリウム（$Na_2S_2O_3\cdot 5H_2O$）2.5gを純水に溶解し，1 l とする。規定度係数を求めておく。(p.143参照)

【操　作】
① 共栓付き三角フラスコに試料1.0〜1.2gを精秤し，これにクロロホルム10 ml を加えて溶解させる。この場合，試料溶液は透明になるか，かすかに濁る程度でなければならない。
② 氷酢酸15 ml を加えて混合し，さらにヨウ化カリウム飽和溶液1 ml を加えて栓をし，1分間激しく振り混ぜた後，5分間暗所に放置する。
③ 放置後，純水75 ml を加え，再び栓をして激しく振った後，0.01Nチオ硫酸ナトリウム標準溶液を滴下し，溶液が淡黄色を呈した点で1％デンプン溶液を2〜3滴加え，さらに滴下を続け，青藍色が消えた点を終点とする。
④ 試料のみを加えず，他は全く同様にして空試験を行う。なお，1％デンプン溶液の使用は，滴定の終点近くになって行う。これは吸着によるヨウ素の損失をできるだけ避けるためである。

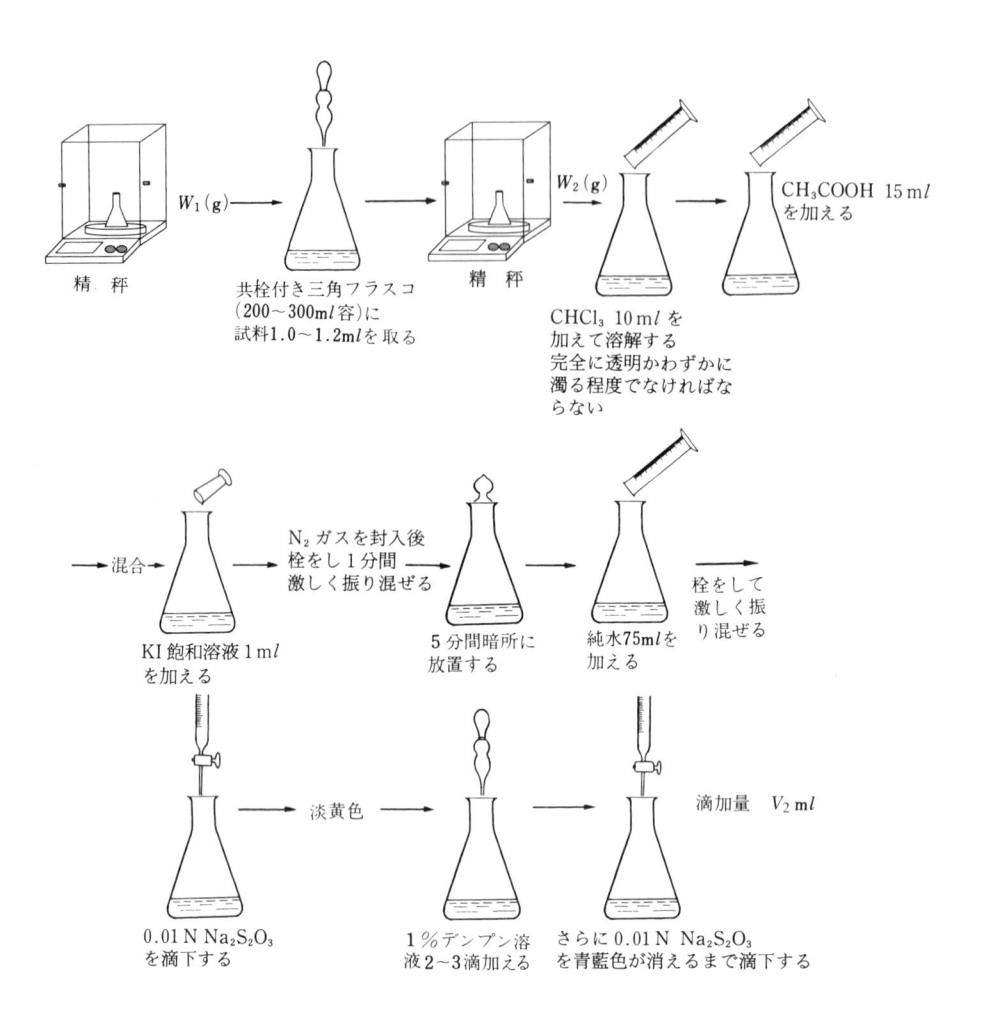

精秤 → W_1 (g) → 共栓付き三角フラスコ（200〜300ml容）に試料1.0〜1.2mlを取る → 精秤 → W_2 (g) → CHCl₃ 10mlを加えて溶解する 完全に透明かわずかに濁る程度でなければならない → CH₃COOH 15mlを加える

→ 混合 → KI飽和溶液1mlを加える → N₂ガスを封入後栓をし1分間激しく振り混ぜる → 5分間暗所に放置する → 純水75mlを加える → 栓をして激しく振り混ぜる

→ 0.01N Na₂S₂O₃ を滴下する → 淡黄色 → 1％デンプン溶液2〜3滴加える → さらに 0.01N Na₂S₂O₃ を青藍色が消えるまで滴下する → 滴加量 V_2 ml

【結果算出法】

$$過酸化物価 = 0.01 \times (V_2 - V_1) \times F \times \frac{1000}{S}$$

V_1：空試験に対する 0.01N チオ硫酸ナトリウム標準溶液の滴下量（ml）

V_2：本試験に対する 0.01N チオ硫酸ナトリウム標準溶液の滴下量（ml）

F：0.01N チオ硫酸ナトリウム標準溶液の規定度係数

S：試料秤取量（g）（$S = W_2 - W_1$）

0.01：0.01N チオ硫酸ナトリウム標準溶液1mlに相当する過酸化物のミリ当量数

6-3 食品の酸度・アルカリ度の測定

　食品 100 g から得られた灰分を中和するのに必要な 1 規定の酸またはアルカリの ml 数を食品の酸度，アルカリ度という。これを求めるには，食品の一定量を灼熱灰化して得た残灰の一定量を過剰の規定酸溶液に溶解し，これをアルカリの標準溶液で中和し，そのアルカリ溶液の使用量より食品の酸度，アルカリ度を算出する。また，灰の中にナトリウム，カリウム，カルシウム，マグネシウムなどが多いとアルカリ性を呈する。反対に，塩素，硫黄，リンなどが多いと酸性を呈する。

　一般にアルカリ性元素の多い場合は「＋」，酸性元素の多い場合は「－」の符号を用いて表示している。

【器　具】

① ルツボ
② 電気炉　図 5-5 参照（p.114）

【試　薬】

① 0.1 N 水酸化ナトリウム（NaOH）標準溶液：　水酸化ナトリウム（NaOH）1.3 g を純水に溶解し，250 ml とする。濃度補正を行い，正確に 0.1 N とする（p.42 参照）。
② 0.1 N 塩酸（HCl）溶液：　濃塩酸（HCl）1 容と純水 100 容の割合で混合したものを，濃度補正を行い，正確に 0.1 N とする（p.45 参照）。
③ 0.1 ％ フェノールフタレイン指示薬
④ 30 ％ 過酸化水素（H_2O_2）溶液

【操　作】

① およそ 0.1 g の灰分を含む試料（5〜10 g）をルツボに精秤する。無機物の揮発を防ぐために食品 1 g 当り，0.1 N 水酸化ナトリウム溶液 1 ml をホールピペットで加え，試料全体をしめらせた後蒸発乾固する。
② これを灰分定量と同じように灼熱灰化する（ただし 450℃ 以下で行う）。
③ 灰化終了後，ルツボが冷えたら少量の純水 2〜3 ml を加えてガラス棒でよく練り合わせる。
④ 30 ％ 過酸化水素溶液 5〜6 滴を加えて，ごく緩やかに加熱して蒸発乾固した後，ルツボの底が微赤色を呈する程度に加熱する。
⑤ 放冷後，2〜3 ml の純水を加えてよく練った後，100〜200 ml 容三角フラスコに純水で定量的に移し入れる。
⑥ 0.1 N 塩酸溶液を試料 1 g 当り 10 ml の割合でホールピペットで加える。
⑦ 還流冷却器を付けて 15 分間静かに沸騰させる。
⑧ 冷却後，1 ％ フェノールフタレイン指示薬 2〜3 滴（牛乳の場合は少なくとも 0.5 ml）を加え，0.1 N 水酸化ナトリウム溶液を微紅色になるまで滴下する。

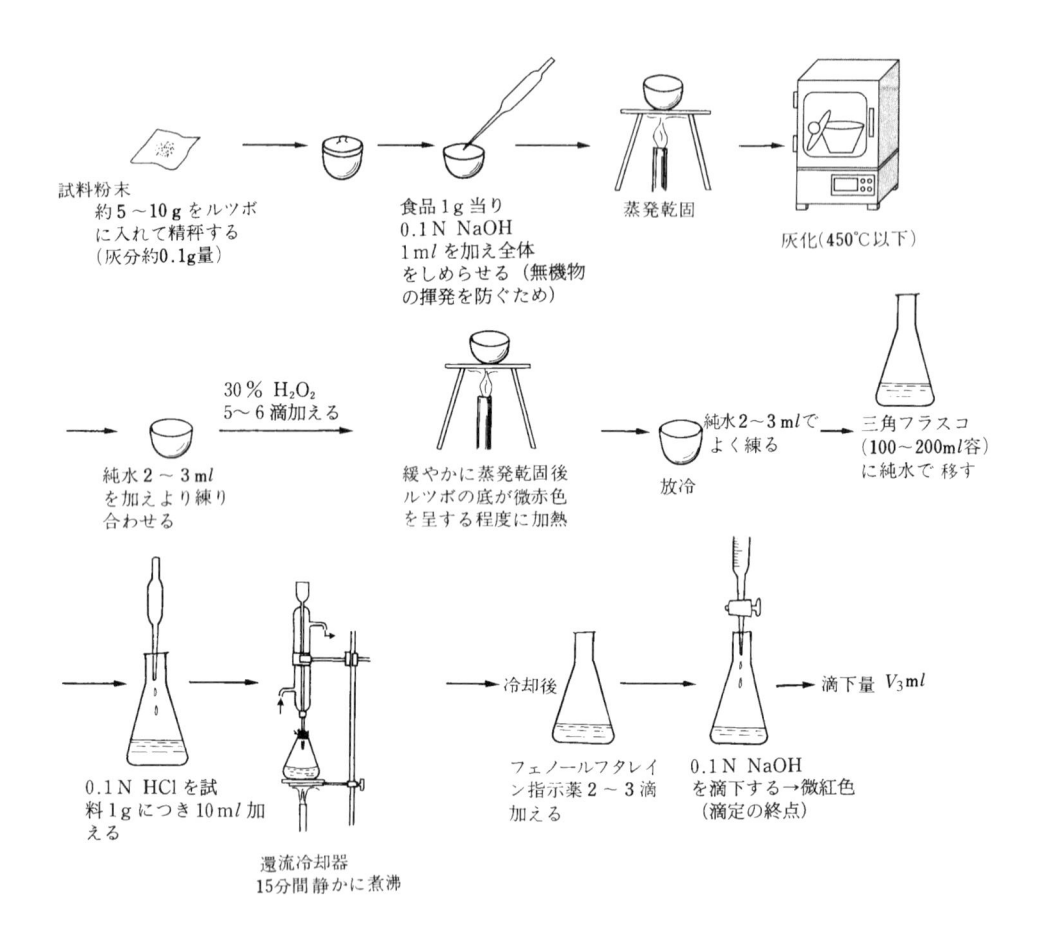

試料粉末
約5〜10gをルツボに入れて精秤する
(灰分約0.1g量)

食品1g当り
0.1N NaOH
1mlを加え全体をしめらせる(無機物の揮発を防ぐため)

蒸発乾固

灰化(450℃以下)

純水2〜3mlを加えより練り合わせる

30% H_2O_2
5〜6滴加える

緩やかに蒸発乾固後ルツボの底が微赤色を呈する程度に加熱

放冷

純水2〜3mlでよく練る

三角フラスコ(100〜200ml容)に純水で移す

0.1N HClを試料1gにつき10ml加える

還流冷却器
15分間静かに煮沸

冷却後

フェノールフタレイン指示薬2〜3滴加える

0.1N NaOHを滴下する→微紅色
(滴定の終点)

滴下量 V_3 ml

【結果算出法】

食品の酸度・アルカリ度は次式によって算出する。

$$\text{食品の酸・アルカリ度} = \{V_2 - (V_1 + V_3)\} \times \frac{1}{10} \times \frac{100}{S}$$

V_1：最初に加えた0.1N水酸化ナトリウム標準溶液量(ml)

V_2：灰分溶解に用いた0.1N塩酸溶液量(ml)

V_3：最後に加えた0.1N水酸化ナトリウム標準溶液量(ml)

1/10：0.1N水酸化ナトリウム溶液を用いたので1Nに換算するため10で除す

S：試料秤取量(g)

注) 計算値が正の場合はアルカリ性食品であることを示し，負である場合は酸性食品であることを示している。本法では0.1N水酸化ナトリウム溶液および0.1N塩酸溶液ともに濃度補正をしたものを用いたが，規定度係数を求めたものを用いてもよい。

付　表

付表-1(1)　原子量表 Ar(^{12}C)=12

元　素　名	元素記号	原子番号	原子量	脚　注
アインスタイニウム	Einsteinium*	Es	99		
亜　鉛	Zinc	Zn	30	65.409(4)	
アクチニウム	Actinium*	Ac	89		
アスタチン	Astatine*	At	85		
アメリシウム	Americium*	Am	95		
アルゴン	Argon	Ar	18	39.948(1)	gr
アルミニウム	Aluminium	Al	13	26.981538(2)	
アンチモン	Antimony	Sb	51	121.760(1)	g
硫　黄	Sulfur	S	16	32.065(5)	gr
イッテルビウム	Ytterbium	Yb	70	173.04(3)	g
イットリウム	Yttrium	Y	39	88.90585(2)	
イリジウム	Iridium	Ir	77	192.217(3)	
インジウム	Indium	In	49	114.818(3)	
ウラン	Uranium*	U	92	238.02891(3)	gm
ウンウンクワジウム	Ununquadium*	Uuq	114		
ウンウンビウム	Ununbium*	Uub	112		
ウンウンヘキシウム	Ununhexium*	Uuh	116		
エルビウム	Erbium	Er	68	167.259(3)	g
塩　素	Chlorine	Cl	17	35.453(2)	gm
オスミウム	Osmium	Os	76	190.23(3)	g
カドミウム	Cadmium	Cd	48	112.411(8)	g
ガドリニウム	Gadolinium	Gd	64	157.25(3)	g
カリウム	Potassium	K	19	39.0983(1)	
ガリウム	Gallium	Ga	31	69.723(1)	
カリホルニウム	Californium*	Cf	98		
カルシウム	Calcium	Ca	20	40.078(4)	g
キセノン	Xenon	Xe	54	131.293(6)	gm
キュリウム	Curium*	Cm	96		
金	Gold	Au	79	196.96655(2)	
銀	Silver	Ag	47	107.8682(2)	g
クリプトン	Krypton	Kr	36	83.798(2)	gm
クロム	Chromium	Cr	24	51.9961(6)	
ケイ素	Silicon	Si	14	28.0855(3)	r
ゲルマニウム	Germanium	Ge	32	72.64(1)	
コバルト	Cobalt	Co	27	58.933200(9)	
サマリウム	Samarium	Sm	62	150.36(3)	g
酸　素	Oxygen	O	8	15.9994(3)	gr

付表-1(2) 原子量表

元素名		元素記号	原子番号	原子量	脚注
ジスプロシウム	Dysprosium	Dy	66	162.500(1)	g
シーボーギウム	Seaborgium*	Sg	106		
臭素	Bromine	Br	35	79.904(1)	
ジルコニウム	Zirconium	Zr	40	91.224(2)	g
水銀	Mercury	Hg	80	200.59(2)	
水素	Hydrogen	H	1	1.00794(7)	gmr
スカンジウム	Scandium	Sc	21	44.955910(8)	
スズ	Tin	Sn	50	118.710(7)	g
ストロンチウム	Strontium	Sr	38	87.62(1)	gr
セシウム	Cesium	Cs	55	132.90545(2)	
セリウム	Cerium	Ce	58	140.116(1)	g
セレン	Selenium	Se	34	78.96(3)	r
ダームスタチウム*		Ds	110		
タリウム	Thallium	Tl	81	204.3833(2)	
タングステン	Tungsten	W	74	183.84(1)	
炭素	Carbon	C	6	12.0107(8)	gr
タンタル	Tantalum	Ta	73	180.9479(1)	
チタン	Titanium	Ti	22	47.867(1)	
窒素	Nitrogen	N	7	14.0067(2)	gr
ツリウム	Thulium	Tm	69	168.93421(2)	
テクネチウム	Technetium*	Tc	43		
鉄	Iron	Fe	26	55.845(2)	
テルビウム	Terbium	Tb	65	158.92534(2)	
テルル	Tellurium	Te	52	127.60(3)	g
銅	Copper	Cu	29	63.546(3)	r
ドブニウム	Dubnium*	Db	105		
トリウム	Thorium*	Th	90	232.0381(1)	g
ナトリウム	Sodium	Na	11	22.989770(2)	
鉛	Lead	Pb	82	207.2(1)	gr
ニオブ	Niobium	Nb	41	92.90638(2)	
ニッケル	Nickel	Ni	28	58.6934(2)	
ネオジム	Neodymium	Nd	60	144.24(3)	g
ネオン	Neon	Ne	10	20.1797(6)	gm
ネプツニウム	Neptunium*	Np	93		
ノーベリウム	Nobelium*	No	102		
バークリウム	Berkelium*	Bk	97		
白金	Platinum	Pt	78	195.078(2)	
ハッシウム	Hassium*	Hs	108		
バナジウム	Vanadium	V	23	50.9415(1)	
ハフニウム	Hafnium	Hf	72	178.49(2)	

付表-1(3) 原子量表

元素名	元素記号	原子番号	原子量	脚注
パラジウム	Palladium	Pd	46	106.42(1)	g
バリウム	Barium	Ba	56	137.327(7)	
ビスマス	Bismuth	Bi	83	208.98038(2)	
ヒ素	Arsenic	As	33	74.92160(2)	
フェルミウム	Fermium*	Fm	100		
フッ素	Fluorine	F	9	18.9984032(5)	
プラセオジム	Praseodymium	Pr	59	140.90765(2)	
フランシウム	Francium*	Fr	87		
プルトニウム	Plutonium*	Pu	94		
プロトアクチニウム	Protactinium*	Pa	91	231.03588(2)	
プロメチウム	Promethium*	Pm	61		
ヘリウム	Helium	He	2	4.002602(2)	gr
ベリリウム	Beryllium	Be	4	9.012182(3)	
ホウ素	Boron	B	5	10.811(7)	gmr
ボーリウム	Bohrium*	Bh	107		
ホルミウム	Holmium	Ho	67	164.93032(2)	
ポロニウム	Polonium*	Po	84		
マイトネリウム	Meitnerium*	Mt	109		
マグネシウム	Magnesium	Mg	12	24.3050(6)	
マンガン	Manganese	Mn	25	54.938049(9)	
メンデレビウム	Mendelevium*	Md	101		
モリブデン	Molybdenum	Mo	42	95.94(2)	g
ユウロビウム	Europium	Eu	63	151.964(1)	g
ヨウ素	Iodine	I	53	126.90447(3)	
ラザホージウム	Rutherfordium*	Rf	104		
ラジウム	Radium*	Ra	88		
ラドン	Radon*	Rn	86		
ランタン	Lanthanum	La	57	138.9055(2)	g
リチウム	Lithium	Li	3	[6.941(2)]†	gmr
リン	Phosphorus	P	15	30.973761(2)	
ルテチウム	Lutetium	Lu	71	174.967(1)	g
ルテニウム	Ruthenium	Ru	44	101.07(2)	g
ルビジウム	Rubidium	Rb	37	85.4678(3)	g
レニウム	Rhenium	Re	75	186.207(1)	
レントゲニウム*		Rg	111		
ロジウム	Rhodium	Rh	45	102.90550(2)	
ローレンシウム	Lawrencium*	Lr	103		

*：安定同位体のない元素。

†：市販品のリチウム化合物のリチウムの原子量は 6.939 から 6.996 の幅をもつ。これは ^{6}Li を抽出した後のリチウムが試薬として出回っているためである。より正確な原子量が必要な場合は，個々の物質について測定する必要がある。

g：当該元素の同位体組成が正常な物質が示す変動幅を越えるような地質学的試料が知られている。そのような試料中では当該元素の原子量とこの表の値との差が，表記の不確かさを越えることがある。

m：不詳な，あるいは不適切な同位体分別を受けたために同位体組成が変動した物質が市販品中に見いだされることがある。そのため，当該元素の原子量が表記の値とかなり異なることがある。

r：通常の地球上の物質の同位体組成に変動があるために表記の原子量より精度の良い値を与えることができない。表中の原子量は通常の物質すべてに適用されるものとする。

ⓒ 2006 日本化学会　原子量小委員会

付表-2　市販試薬の濃度

市販品	比重 (15°/4°)	%	g/100 ml	モル濃度	規定度
濃　　塩　　酸	1.19	37	44.0	12	12
局　方　塩　酸	1.15	30	34.5	9.3	9.3
希　　塩　　酸	1.04	7.1	7.3	2	2
濃　　硝　　酸	1.42	70	99	16	16
局　方　硝　酸	1.15	25	28.8	4.5	4.5
希　　硝　　酸	1.07	11.8	12.6	2	2
濃　　硫　　酸	1.84	96.2	177	18	36
希　　硫　　酸	1.06	9.2	9.8	1	2
濃　リ　ン　酸	1.71	85	145	14.8	44.4
局　方　リン酸	1.12	20	22.4	2.3	7
氷　　酢　　酸	1.06	98	104	17.3	17.3
局　方　酢　酸	1.04	30	31.2	5.2	5.2
強アンモニア水	0.90	28	25	15	15
局方アンモニア水	0.96	10	9.6	5.6	5.6
過　酸　化　水　素	1.11	30	33	9.7	9.7
局方過酸化水素	1.01	3	3	0.9	0.9
局方純(エチル)アルコール	0.796	99	99.5 V %	17.1	—
(エチル)アルコール	0.81	95	96 V %	16.7	—
局方(エチル)アルコール	0.83	87	91 V %	15.6	—

付表-3　試薬作成の手引

試　　薬	調　　製　　法
濃 HCl (12 N)	比重 1.19, 37 w % (比重 1.18, 35 % 11.3 N)
6 N HCl	濃 HCl : H_2O = 1 : 1 (11.3 N の場合は 1 : 0.9)
2 N HCl	6 N HCl : H_2O = 1 : 2
濃 H_2SO_4 (36 N)	比重 1.84, 96 w %
6 N H_2SO_4	濃 H_2SO_4 : H_2O = 1 : 5
2 N H_2SO_4	6 N H_2SO_4 : H_2O = 1 : 2
濃 HNO_3 (14.5 N)	比重 1.40, 65 w %
6 N HNO_3	濃 HNO_3 : H_2O = 10 : 14
2 N HNO_3	6 N HNO_3 : H_2O = 1 : 2
純 CH_3COOH (17 N)	99.5 w %
6 N CH_3COOH	純 CH_3COOH 350 ml に水 650 ml を加える。
2 N CH_3COOH	6 N CH_3COOH : H_2O = 1 : 2
6 N $HClO_4$	$HClO_4$ (60 %) 650 ml に水 350 ml を加える。
濃 NH_4OH (15 N)	比重 0.90, 28 w % (NH_2)
6 N NH_4OH	濃 NH_4OH : H_2O = 4 : 6
2 N NH_4OH	6 N NH_4OH : H_2O = 1 : 2
6 N NaOH	固体純 NaOH 253 g を水に溶かして 1 l とする。
6 N KOH	固体純 KOH 393 g を水に溶かして 1 l とする。
飽和 $Ca(OH)_2$ (約 0.04 N)	生石灰 (CaO) 約 5 g を水 1 l に加え, よく振って, その上澄液を用いる。
飽和 $Ba(OH)_2$ (約 0.4 N)	65 g の $Ba(OH)_2 \cdot 8H_2O$ を水 1 l に加えよく振って, その上澄液を用いる。

参 考 文 献

- 永原太郎，岩尾裕之，久保彰治「全訂食品分析法」，柴田書店，1964．
- 京都大学農学部農芸化学教室編「新訂版農芸化学実験書（全3巻）」，産業図書，1965．
- 小原哲二郎，鈴木隆雄，岩尾裕之監修「改訂食品分析ハンドブック」，建帛社，1973．
- 東京大学教養学部化学教室編「化学実験第3版」，東京大学出版会，1977．
- 東京大学農学部農芸化学教室編「実験農芸化学第3版（上・下）」，朝倉書店，1978．
- 西山隆造，笠間信也，末松茂孝「絵でみる食品化学総合実験書」，農業図書，1979．
- 綿抜邦彦「分析化学」，サイエンス社，2001．
- D.R.オズボーン，P.フォーフト（吉川誠次監訳），「食品栄養分析」，講談社，1980．
- 科学技術庁資源調査会編「四訂日本食品標準成分表」，大蔵省印刷局，1983．
- 神立誠編「最新食品分析法」，同文書院，1983．
- 日本食品工業学会・食品分析法編集委員会編「食品分析法」，光琳，1984．
- 石黒弘三編「フローシート食品化学実験」，弘学出版，1986．
- 石館守三，谷村顕雄監修「第5版食品添加物公定書解説書」，廣川書店，1987．
- 島原健三，水林久雄「新版化学計算の解釈研究」，三共出版，1987．
- 農林水産省農林水産技術会議事務局食品分析法に関する研究会編「食品分析法文献資料集」，光琳，1987．
- R.A.デイ Jr.，A.L.アンダーウッド「定量分析化学改訂版」，培風館，1989．
- 金谷昭子編「総合食品学実験」，建帛社，1989．
- 前田安彦編「初心者のための食品分析法・増補6版」，弘学出版，1989．
- 西郷光彦編「栄養のための基礎化学実験教程」，三共出版，1990．
- 出来三男「関税分類に役立つ食品の分析」，海文堂，1990．
- 寺部茂，大嶌幸一郎，小久見善八「化学と生物実験ライン6　実験器具・器械の取扱いと安全性」，廣川書店，1990．
- 日本ビタミン学会編「ビタミンハンドブック3　ビタミン分析法」，化学同人，1990．
- 日本薬学会編「衛生試験法・注解」，金原出版，1990．
- 日本油化学協会編「改訂3版油脂化学便覧」，丸善，1990．
- 福井作蔵「生物化学実験法　還元糖の定量法第2版」，学会出版センター，1990．
- 和田敬三編，「新食品学実験法」，朝倉書店，1990．
- 中村良，川岸舜朗編「食品分析学」，文永堂出版，1991．
- 日本薬学会編「乳製品試験法・注解」，金原出版，1991．
- 北海道大学教養部化学教室編「新版化学実験」，三共出版，1992．

索　引

あ行

アスコルビン酸　128, 132
アスピレーター　17
アセトン　2
アルカリ度　147, 148
アルカリ容量法　137
アルコール類　2
アルミ皿　33
アルミニウム製秤量皿　85
アンスロン硫酸法　96, 112
安全ピペッター　24, 25

イオン交換クロマトグラフィー　65
一般成分　79
移動相　65
引火性薬品　2
インドフェノール溶液　128
インドフェノール容量法　128
いんぺい剤　53

ウィス法　142
ウイットのろ過装置　97, 117

枝付きフラスコ　14
エチレンジアミン四酢酸（EDTA）　53
エチレンジアミン四酢酸二ナトリウム　54
エーテル　93
エーテル類　2
塩化アンモニウム－アンモニア緩衝液　56
塩化ナトリウム　60
円形ろ紙　14
円錐四分法　80
塩析　77
塩素　120, 123
円筒ろ紙　93

王水　27
オサゾン試験　72
オルシノール反応　71
α-ナフトール反応　67
EDTANa$_2$　55
NN指示薬　56

か行

灰分　113, 115
過酸化物価　139, 145, 146
ガスクロマトグラフィー　66
ガスバーナー　18
過マンガン酸カリウム　48, 49, 51, 97, 98
過マンガン酸容量法　117
ガラス器具の乾燥　28
ガラス電極　37
カルシウム　117.12
カルシウム硬度　57
カールフィッシャー法　81
カルボニル価　139
還元型ビタミンC　128, 129, 132
還元剤　48
還元糖　68
乾式法　116
乾燥法　81
還流冷却器　17

キサントプロテイン反応　74
規定度係数　42, 45, 98
規定濃度　11
揮発法　32
吸引びん　17
吸着クロマトグラフィー　65
吸光光度法　62
吸光度　62
吸光分析法　62
キュベット　62
凝固反応　76
キレート化合物　53
キレート試薬　53
キレート滴定法　35, 53

銀鏡反応　69
均質化　81
金属指示薬　53

空試験　90
口付きビーカー　14
クライゼンフラスコ　14
グラスフィルター　16
グラム等量数　11
グリコーゲン　112
クロマトグラフィー　65
クロム酸カリウム　48, 60
クロム酸銀　60
蛍光光度計　64
蛍光物質　63
蛍光分光光度計　64
蛍光分析法　63
結晶硫酸銅　33
ケルダール分解びん　89
ケルダール法　87, 88
ゲルベル法　92
ゲルろ過法　66
減圧加熱乾燥法　81
ケン化価　139, 140, 142

交互シャベル法　80
公差　21
恒量　85, 86, 93, 114
固定相　65
コニカルビーカー　13, 14
駒込ピペット　24

さ行

酢酸　46
サッカー　17
酸価　139, 140
酸化型ビタミンC　129, 132, 136
酸化還元滴定法　35, 48
三角架　20
三角フラスコ　14
酸化剤　48
酸化剤と還元剤の当量　48
酸化洗浄法　27
三脚　19

酸度　147, 148
酸敗度　145
サンプリング　80

シアン化カリウム　53
シクロヘキサンジアミン
　（C_yDTA）　53
2,6-ジクロルフェノールインドフェノール　128
指示薬　34, 35
湿式法　116
2,4-ジニトロフェニルヒドラジン　132
ジムロート冷却器　18
蛇管冷却器　18
重クロム酸混液　27
シュウ酸　43, 49
シュウ酸ナトリウム　48
シュウ酸標準溶液　45
終点　34
重量対容量百分率　10
重量百分率　9
重量分析法　32
受器　93
純水　12
常圧加熱乾燥法　81, 85
硝酸銀　58
蒸発皿　20
しょうゆ　61
蒸留法　81
蒸留冷却器　17
食品標準成分　79
植物油　139
食物繊維　96
ショ糖　103

水酸化ナトリウム　43
水分　86
水分定量法　82
水流ポンプ　17
スカトール反応　71
スパーテル　21

石油エーテル　2
セミミクロケルダール装置　89
セラミックス付き金網　19
セリバノフ反応　70
セル　62
洗浄びん　19

全糖含量　113
全糖量　109, 111

総酸量　137, 138
総ビタミンC　136
粗灰分　79, 113
粗脂肪　79, 92, 96
粗繊維　79
粗タンパク質　79, 87
ソックスレー脂質抽出器　92, 93, 95
ソックスレー脂質抽出法　93
ソモギー・ネルソン法　96, 109
ソモギーの変法　96, 106
ソモギー法　96

$CuSO_4 \cdot 5H_2O$　33

た行

脱イオン水　12
玉入冷却器　18
炭酸カルシウム　54
炭酸カルシウム溶液　55
炭酸ナトリウム　41
炭水化物　80, 96
炭水化物の定量　96
担体　65
タンパク質　87

チオシアン化カリウム　120
チオバルビツール酸（TBA）値　139
チオ硫酸ナトリウム　48, 53
窒素－タンパク質換算係数　87, 88, 92
抽出法　32
中和曲線（滴定曲線）　40
中和滴定法　35
潮解性　43
直接灰化法　113
沈殿滴定法　35, 58
沈殿法　32

定性分析　31, 67
定量分析　31, 76
デキストリン　104

滴定法　34
滴びん　21
デシケーター　18, 33
鉄　127
デヒドロアスコルビン酸　128
デュマ法　87
展開剤　65
電気定温乾燥機　33
電気分解法　32
電気湯煎　93
電子天秤　2, 29
デンプン　104, 105

銅塩還元法　106
透過率　62
当量点　34
時計皿　21
トリクロロ酢酸　77, 112
トリクロロ酢酸溶液　112

な行

ニトリロ三酢酸（NTA）　53
乳酸量　138
乳鉢，乳棒　19
ニンヒドリン反応　74

ネルソン試薬　110
燃焼法　32

は行

薄層クロマトグラフィー　66
バーフォード反応　70
バブコック法　92

ビウレット反応　73
ビーカー　13
非還元糖　68
ビタミン　128
ビタミンC　128
ヒドラジン比色法　132
1-(2-ヒドロキシ-4-スルホ-1-ナフチルアゾ)-2-ヒドロキシ-3-ナフトエ酸（NN）　54
ピペット　22
ピペット台　21
百万分率　10

ビュレット　26
標準溶液　35, 48
標線　22
標定　34
秤量びん　21
平底フラスコ　14
広口試薬びん　19

風袋除去　30
フェナントロリン比色法　125
フェノールフタレイン　36
フェノールレッド　36
フェーリング試薬　97
フェーリング反応　68
フォルハルト法　120
普通洗浄法　27
フッ化アンモニウム　53
ブフナーロート　15
フラスコ　13
フルフラール誘導体　67
ブロモフェノールブルー　36
分液ロート　16
分解促進剤　89
分配クロマトグラフィー　65

ペーパークロマトグラフィー　65
ベールの法則　62
ベルトラン糖類定量表　97, 102
ベルトラン法　96, 97, 103
変色域　35
ベンジン　2

ホープキンス・コール反応　75
ホールピペット　22, 23
補正係数　42
細口試薬びん　19
保存　81

pH 試験紙　37
pH 標準液　38
pH メーター　37, 38

ま行

マグネシウム硬度　58
丸底フラスコ　14

三ツ口フラスコ　14
ミリグラム百分率　11
ミロン反応　75

無機質　115

メスシリンダー　21
メスピペット　23
メスフラスコ　22
メチルオレンジ　36
メチルレッド　36
メニスカス　21, 22

モーリッシュ反応　67
モリブデン青比色法　123
モル濃度　11

や行

薬さじ　21

有機酸　137
有効数字　6
油脂　139
油脂の酸過度　139
湯煎　20

ヨウ素　48
ヨウ素価　139, 142, 143
ヨウ素滴定法　106
容量百分率　10
容量分析法　34

ら行

ランベルの法則　62
ランベル・ベールの法則　62

力価　42
リービッヒ冷却器　18
硫化鉛反応　76
硫酸アンモニウム飽和溶液　77
硫酸鉄　48
リン　123, 125

ルツボ　20
ルツボバサミ　20

冷却器　17
レーゼ・ゴットリーブ法　92

ろ紙　14, 15
ロート　13, 14

執 筆 者

滝田（たきた）	聖親（としちか）	前東京農業大学応用生物科学部教授
渡部（わたなべ）	俊弘（としひろ）	北海道文教大学学長
大石（おおいし）	祐一（ゆういち）	東京農業大学応用生物科学部教授
服部（はっとり）	一夫（かずお）	東京農業大学応用生物科学部教授

新基礎食品学実験書（しんきそしょくひんがくじっけんしょ）

2007年4月30日　初版第1刷発行
2023年4月10日　初版第11刷発行

　　　　　　　　　　Ⓒ　共著　滝　田　聖　親
　　　　　　　　　　　　　　渡　部　俊　弘
　　　　　　　　　　　　　　大　石　祐　一
　　　　　　　　　　　　　　服　部　一　夫
　　　　　　　　　発行者　秀　島　　　功
　　　　　　　　　印刷者　横　山　明　弘

発行所　**三共出版株式会社**　東京都千代田区神田神保町3の2
振替　00110-9-1065
郵便番号 101-0051　電話 03-3264-5711　Fax 03-3265-5149
https://www.sankyoshuppan.co.jp/

一般社団法人 日本書籍出版協会・一般社団法人 自然科学書協会・工学書協会　会員

Printed in Japan　　　　　　　　　　　　　　　印刷・製本 横山

[JCOPY]〈(一社)出版者著作権管理機構 委託出版物〉
本書の無断複写は著作権法上での例外を除き禁じられています。複写される場合は、そのつど事前に、(一社) 出版者著作権管理機構（電話 03-5244-5088, FAX 03-5244-5089, e-mail:info@jcopy.or.jp）の許諾を得てください。

ISBN 978-4-7827-0537-7

メートル法による単位系

長　さ

基礎単位はメートル (m)

km	1キロメートル	=1,000	m
hm	1ヘクトメートル	= 100	m
dkm	1デカメートル	= 10	m
m		= 1	m
dm	1デシメートル	= .1	m
cm	1センチメートル	= .01	m
mm	1ミリメートル	= .001	m
μ	1ミクロン	= .000001	m
mμ (nm)	1ミリミクロン (ナノメータ)	= .000000001	m
Å	1オングストローム	= .0000000001	m

容　量

基礎単位はリットル (l)

kl	1キロリトル	=1,000	l
hl	1ヘクトリットル	= 100	l
dk$l$	1デカリットル	= 10	l
l		= 1	l
dl	1デシリットル	= .1	l
cl	1センチリットル	= .01	l
ml	1ミリリットル	= .001	l
(cc	1立方センチメートル	= .000999997l	
μl(λ)	1マイクロリットル	= .000001	l

重　量

基礎単位はグラム (g)

kg, kilo	1キログラム	=1,000	g
g		= 1	g
dg	1デシグラム	= .1	g
cg	1センチグラム	= .01	g
mg	1ミリグラム	= .001	g
μg(γ)	1マイクログラム	= .000001	g